零起点看图学操作系列丛书

U0236704

零起点看图学耳压

主　编　宋雪梅　毕　晶

编　者（按姓氏笔画排序）

于　涛　王红微　刘艳君　齐丽娜

孙石春　孙丽娜　李　东　李　瑞

何　影　张　彤　张　楠　张黎黎

中国协和医科大学出版社

图书在版编目（CIP）数据

零起点看图学耳压／宋雪梅，毕晶主编. —北京：中国协和医科大学出版社，
2017. 9
ISBN 978-7-5679-0605-1

Ⅰ. ①零… Ⅱ. ①宋… ②毕… Ⅲ. ①耳-穴位按压疗法-图解 Ⅳ. ①R244. 1-64

中国版本图书馆 CIP 数据核字（2017）第 222382 号

零起点看图学操作系列丛书

零起点看图学耳压

主　　编：宋雪梅　毕　晶
策划编辑：吴桂梅
责任编辑：李亚楠

出版发行：**中国协和医科大学出版社**
　　　　　（北京东单三条九号　邮编 100730　电话 65260431）
网　　址：www. pumcp. com
经　　销：新华书店总店北京发行所
印　　刷：北京玺诚印务有限公司

开　　本：710×1000　　1/16 开
印　　张：14.5
字　　数：200 千字
版　　次：2017 年 9 月第 1 版
印　　次：2017 年 9 月第 1 次印刷
定　　价：28.00 元

ISBN 978-7-5679-0605-1

（凡购本书，如有缺页、倒页、脱页及其他质量问题，由本社发行部调换）

前　言

随着医疗改革的深入和人们生活水平的提高，现代人的健康观念不断更新，由被动地治病转向预防和保健，由单一的药物疗法走向寻求非药物疗法，尤其是对机体不良反应很小的"绿色疗法"。耳压疗法便是建立在中医学基础理论上，并吸收了现代医学知识的简、便、验、廉的"绿色疗法"之一。在民间流传已久，且越来越受到人们的欢迎，尤其在美容界应用颇为广泛。

耳压疗法采用质硬而光滑的植物种子或具有一定性状和质地的药物及制品粘贴在耳郭表面的穴位上，并施加一定压力，从而达到刺激耳穴，防治疾病的目的。随着耳压疗法临床实践不断发展，其治疗范畴除耳部本身的耳鸣、耳聋、耳痛等疾病外，还可治疗内、外、妇、儿、皮肤、五官等多种疾病。耳压疗法具有历史悠久、方法简便、易于操作、适应证广、疗效显著、经济安全等特点，深受广大群众的欢迎，并被广大医务工作者所认可。在当前医疗资源普遍不足、医药费用开支逐年增加、药物毒副作用对身体伤害不断的情况下，耳压疗法不失为既经济又有效的医疗手段，非常适合人们在家使用，值得推广。

本书内容包括耳压疗法基础知识、内科常见病耳压疗法、外科常见病耳压疗法、妇科常见病耳压疗法、儿科常见病耳压疗法、男科常见病耳压疗法、皮肤科常见病耳压疗法、五官科常见病耳压疗法以及其他常见病耳压疗法。本书从实用的角度出发，内容通俗易懂，科学实用；方法简便易行，操作性强。书中通俗的穴位讲解和操作图片，使读者只要按照书中的方法和操作步骤，就能进行实践，做到"从零开始，看图轻松学，一看就会，会了就能用"。

本书适合于基层医务人员及中医养生保健从业人员，也可供一般家庭耳压爱好者阅读参考。

由于时间仓促，编者经验水平有限，不足之处在所难免，恳请读者批评指正。

编者
2017 年 1 月

目　录

第一章　耳压疗法基础知识

第一节　耳压疗法概述

一、耳压疗法的概念

耳压疗法为耳穴贴压疗法的简称，它是在耳郭表面用胶布固定贴压质硬而光滑的植物种子或具有一定性状和质地的药物及制品，并施加一定的压力，以达刺激耳穴、防病治病的一种方法。此法是在耳毫针治疗疾病的基础上替代耳穴针刺或埋针的一种简易治疗方法。它较耳穴针刺或埋针更为简便易行，花费少，安全无副作用，且能起到持续刺激的效果，是目前临床最常用的一种耳穴治疗方法。

二、耳压疗法的起源与发展

在疾病诊治方面，当体内发生病理变化时，耳郭上会呈现反应点，在此反应点上加以刺激可以达到治疗疾病的效果。在耳穴诊治方面，我国古代医家积累了大量有关耳郭与整体相互关系的经验，并加以总结归纳，编入早期的文献中。在我国最早的医学专著《阴阳十一脉灸经》中，就有耳与上肢、眼、颊、咽喉相联系的"耳脉"。我国第一部医学经典《黄帝内经》和以后一些医学专著中，又详细记叙了耳与经络、脏腑的关系以及借耳诊治疾病的理论和具体方法等。如《灵枢·原病》载："耳聋无闻取耳中。"唐代孙思邈在《千金方》中记述："耳中穴，在耳门孔上横梁是，针灸之，治马黄、黄疸、寒暑疫毒等病。"明代杨继洲《针灸大成》曰："耳尖二穴，在耳尖上，卷耳取尖上是穴，治眼生翳膜，用小艾炷五壮。"张介宾的《类经图翼》也记载："阳维治耳聋雷鸣。"仅明清以前见于古籍中的耳穴就有 10 余个。后世医家在古代用耳穴治疗疾病的启发下，又进一步发展用耳穴治疗头痛、眼病、牙痛、衄血、臂痛、哮喘、癫痫、不寐等多种疾病，临床中均取得较好效果。

在中国的古籍中就载有几个耳穴，提出耳背分属五脏的理论，并绘出了耳背图。之后，法国医学博士诺吉尔（P. Nogier）潜心研究耳穴，提出耳郭与内脏躯体四肢有着一定的关系，并发表了耳郭形如"胚胎倒影"的耳穴图，对我国针灸学者有所启发。此后，我国学者不断提出了许多新耳穴，同时对诺吉尔的耳穴进行了验证、筛选，丰富了对耳穴的认识，逐步完善了我国的耳穴图。随着各国间的学术交流，我国耳穴图在世界许多国家流传应用。但在耳穴研究和推广过程中，由于人们对耳穴作用的认识各异，耳穴的定位和命名出现混乱现象，如一穴多名、多穴一名、经穴与耳穴混称等，给国内和国际研究带来一定困难。为适应国际耳穴学术交流的需要，世界卫生组织西太区办事处，于1982年12月委托中国耳穴专家拟定《耳穴国际标准化方案》（草案），并于1987年6月在韩国汉城（现称首尔）召开的世界卫生组织西太区第三次针灸穴名称标准化会议上基本获得通过。1992年9月，在北京召开国家标准耳穴名称与部位审定会议，国家标准《耳穴名称与部位》于1993年5月1日颁布实施。现行的国家标准《耳穴名称与定位》于2008年7月1日颁布实施。

目前，我国利用耳穴来治疗的病症已达200余种，病种遍及内、外、妇、儿、神经、五官、皮肤等各科，总有效率达90%左右，显效率约为50%，其中以痛症的治疗效果为明显，显效率可达80%。临床实践证明，耳穴疗法具有调整阴阳气血以恢复其平衡，扶正祛邪以增强机体抗病能力等作用，不仅可治疗功能性病变，对于许多器质性病变以及疑难杂症也有较好的疗效。耳穴贴压因其有效、方便、无痛，深受患者喜爱，并在民间广泛流传。

三、耳压疗法的特点

1. 简便易行，简单易学

耳压疗法易学易用、操作方便、费用低廉，设备简便，一般用光滑、质硬的小珠形物体，如绿豆、红小豆、王不留行籽等贴敷耳穴即可，十分简便经济，很适宜在家里进行自我保健和治疗。另外耳穴的理论实用性强，耳穴的分布规律容易学习和记忆，只要有一定的中西医理论知识，即使非医务人员，经过短期学习，就能掌握 30~50 个穴位和常用的治疗方法，应用耳压治疗一些病症。尤其是在耳穴国家标准化的今天，由简入繁，耳压疗法被越来越多的医务工作者及耳医学爱好者所掌握和应用。

2. 适应病症广，疗效好

耳压疗法的治疗范围广泛，可以用于治疗内、外、妇、儿、皮肤、五官、神经等各科百余种疾病。应用耳压治疗疾病收效快，例如耳压治疗急性扭伤、落枕、牙痛、头痛都可以在短时间内达到满意效果，对于慢性疾病也能收到较好的即时疗效。耳压疗法具有调节神经平衡、镇痛止痛、疏通经络、调节气血、强身健体等功效。

3. 安全可靠，无副作用

耳压疗法具有无创伤、无副作用、安全实用的特点。耳压疗法疼痛轻微，不损伤皮肤，故不会引起感染。所贴压的药丸或制品为一次性的，又不会产生交叉感染。刺激耳穴后通过机体自身的各种途径对各层次的功能状态和生理、病理进行双向调节，从而达到治病和保健的作用，不会像药物那样产生不同的副作用。是一种易为患者接受、安全实用的治疗方法。

第二节　耳压疗法的理论基础

一、耳与经络的关系

中医学认为耳与经络有着密切的关系，经穴是人体运行气血的通道，沟通表里，联系内外，将人体的脏腑、器官、孔窍及皮肉筋骨等联结成统一的有机整体。早在《黄帝内经》中就有对耳与经络、经别、经筋关系的详细论述，如手太阳小肠经、手少阳三焦经、足少阳胆经等经脉的支脉、经别都入耳中；足阳明胃经、足太阳膀胱经分别上耳前、至耳上角；六条阴经虽不直接入耳郭周围，但通过经别与阳经相合，因此十二经脉都直接或间接上达于耳。足阳明之筋，足少阳之筋，手太阳之筋，手少阳之筋则分别循耳前、耳后和入耳中。所以《灵枢·口问》说："耳者，宗脉之所聚也。"由此可见，耳与经络的关系在《黄帝内经》时期已经奠定了基础，为近代的耳穴研究提供了理论依据。后世医著又多有阐述，如《医学真经》记载："十二经脉，上终于耳，其阴阳诸经，适有交并"，《丹溪心法》记载："盖十二经络，上络于耳""耳为诸宗脉客所附"，《类经国翼》记载："手足三阴三阳之脉皆入耳中"，《奇经八脉考》一书还从奇经八脉角度，阐述了耳和经络的关系。如阴阳二蹺脉循行"入耳后"；阳维脉"循头入耳"。由此可见，耳与经脉之间存在着十分密切的联系，是经络通过、终止及会合的重要部位。因而为耳压疗法的形成、发展奠定了坚实的理论基础。

在现代经络实质的研究过程中，发现刺激耳穴可诱发循十二经脉的感传，而刺激十二经脉，感传亦可以远达于耳，这进一步证明了耳与经络的密切联系。当经络功能失调发生病理变化时，常反映到耳部穴位点，可以通过耳穴的望诊、触诊等诊断出是何经的病变，对相应耳穴贴压刺激使经络气血通畅、阴阳平衡，全身机体功能恢复正常而达到治病的目的。

二、耳与脏腑的关系

人体的五脏六腑、五官九窍是一个有机的整体，它们通过经络互相联系，通过气血灌注互相影响。耳与脏腑的生理、病理有着密切的联系，也不是一个独立的听觉器官。

耳与生理相关的记载如《素问·金匮真言论》说："南方赤色，入通于心，开窍于耳，藏精于心"；《灵枢·五阅五使》说："耳者，肾之官也"；《灵枢·脉度》说："肾气通于耳，肾和则耳能闻五音矣"；《千金方》说："心气通于舌，非窍也，其通于窍者，寄见于耳，荣华于耳"；《证治准绳》说："肾为耳窍之主、心为耳窍之客"；《杂病源流犀烛》说："肺主气，一身之气贯于耳"。而《厘正按摩要术》在汇集前人经验基础上，提出了耳背与五脏的关系，指出"耳珠属肾，耳轮属脾，耳上轮属心，耳皮肉属肺，耳背玉楼属肝"的生理联系。

耳与病理相关的记载如《素问·脏器法时论》说："肝病者，两胁下痛引少腹，令人善怒，虚则目无所视，耳无所闻"；《素问·玉机真脏论》说："脾为孤脏，……其不及则令人九窍不通"；《证治准绳》说："肺气虚则少气，……是以耳聋"。而察耳的形态、色泽等改变，可"视其外应，以知其内脏"的病变，如《灵枢·本脏》说："黑色小理者肾小，……耳薄不坚者肾脆"；《证治准绳》说："凡耳轮红润者生，或黄或黑或青而枯燥者死，薄而白、薄而黑者皆为肾败"。

《厘正按摩要术》进一步将耳朵分为心、肝、肺、脾、肾五部，其云"耳珠属肾，耳轮属脾，耳上轮属心，耳皮肉属肺，耳背玉楼属肝"。以上引述的内容体现了耳与脏腑在生理方面是息息相关的，在病理方面是表里相达的。

现代实验研究与临床实践也证明了耳与脏腑的联系。当人体脏器发生病变时，在耳郭的相应穴区就会出现色泽改变、低电阻、压痛等现象。这也证明了耳郭与脏腑有着密切的联系。

三、耳穴相关学说

1. 耳的神经学说

耳郭的神经分布非常密集，有来自脊神经颈丛的耳大神经和枕小神经，有来自脑神经的耳颞神经、面神经、舌咽神经和迷走神经的分支，以及交感神经的分支等。耳郭皮肤含有各种神经感受器，如游离丛状感觉神经末梢、毛囊感觉神经末梢及环层小体等。因此，耳郭的穴位对各种刺激的反应具有高度敏感性。

有关临床实验研究证实，神经系统是耳穴与内脏、肢体联系的重要途径。当内脏或躯体发生疾患时，病理性刺激的传入冲动与接受这些冲动的相应神经元之间发生病理性联系，并大大提高这些神经元的兴奋性，这些神经元又与相应耳穴相连，其兴奋性的提高就影响了投射于该神经元或邻近神经元的感觉阈，使其敏感性增高，甚至产生压痛。耳压疗法对耳穴的刺激所产生的强烈传入冲动，在影响中枢神经系统功能状态的同时激发体内非特异性防御反应，广泛动员机体内各种免疫因素，从而调动内因的主观能动性，抗御病邪，恢复健康。

2. 耳的生物全息学说

耳的生物全息学说中张颖清提出了"生物全息规律"。他在研究胚胎发育过程中发现，多细胞生物体的任何体细胞由于 DNA 的半保留复制和细胞的有丝分裂都具有和原受精卵或起始细胞相同的一整套基因。所以任何一个在结构和功能上有相对完整性并与周围部分有相对明确边界的相对独立部分都是全息胚，镶嵌着整体各器官的图谱。生物全息律中穴区分布的全息律是一个十分重要的内容，即任何机体相对独立部分（例如耳、头、面、鼻等）的每一部位和区都与特定的整体部位之间不断进行信息交换，而且这些部位和区在某种程度上也反映特定整体部位的变化。信息传递也存在于耳穴与整体之间，关于其原理，有人提出了全息反射机制。全息反射机制指脑内全息联系的神经元作为反射中枢而形成的全息反射路。脑内神经元的全息联系，是指机体的任一相对独立部分的每一个区，在中枢内投射都与其所对应的整体部位在中枢内的投射存在着双向突触联系。耳郭属于相对独立的部分，其耳穴在中枢内投射与相应的整体部位在中枢内的投射也存在双向突触联系，耳穴与整体的信息传递就是通过这种联系传递的。全息反射机制阐述了人体病变与耳穴反应区之间的直接联系，也说明一个病灶在耳穴只存在一个反应点。但一种疾病在耳穴反应区上有多个反应点却常见于临床表现。因为人体是一个有机整体，各器官系统的功能是密切联系、彼此协调，而不是独立进行活动的。当某一器官发生疾病时，常常会影响到与其有密切联系的组织器官的功能，这些影响也通过全息反射反映到相应的耳穴区域。当影响达到一定程度时，受到影响的器官相应的耳穴区域就会出现阳性反应点，所以一种疾病在多处耳穴区有阳性反应点。当应用耳压在这些阳性反应点上进行刺激时，就会起到治疗相应病变器官的作用。

第三节　耳郭形态与解剖

耳郭为外耳的一部分，以形态复杂的弹性软骨为支架，并附以韧带、脂肪、结缔组织及退化的肌肉等结构。外覆盖皮肤、皮下组织，皮下有丰富的神经、血管、淋巴管。其真皮无乳头层，皮下组织极薄，血管位置表浅，皮下与软骨紧密相贴。耳垂位于耳郭下方，没有软骨，只有脂肪组织和结缔组织。耳郭的肌肉包括附于耳软骨间的耳内肌和附于耳郭和颅骨间的耳外肌。

一、耳郭正面解剖名称

耳郭正面解剖名称、形态特点见图1-1、表1-1。

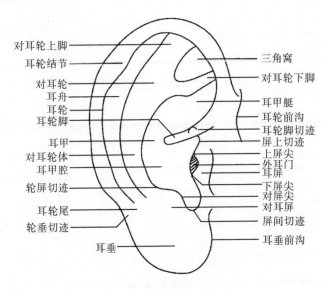

对耳轮上脚　——三角窝
耳轮结节　——对耳轮下脚
对耳轮
耳舟　——耳甲艇
耳轮　——耳轮前沟
耳轮脚　——耳轮脚切迹
——屏上切迹
耳甲　——上屏尖
对耳轮体　——外耳门
耳甲腔　——耳屏
轮屏切迹　——下屏尖
——对屏尖
耳轮尾　——对耳屏
轮垂切迹　——屏间切迹
——耳垂前沟
耳垂　

图 1-1　耳郭正面解剖名称

表 1-1　耳郭正面解剖名称、形态特点

部　　位	名　　称	形态特点
耳轮部	耳轮	耳郭卷曲的游离部分
	耳轮脚	耳轮深入耳甲的部分
	耳轮脚切迹	耳轮脚棘前方的凹陷处
	耳轮结节	耳轮后上部的膨大部分
	耳轮尾	耳轮向下移行于耳垂的部分
	轮垂切迹	耳轮与耳垂后缘之间的凹陷处
	耳轮前沟	耳轮与面部之间的浅沟
对耳轮部	对耳轮	与耳轮相对呈 Y 字形的隆起部，由对耳轮体、对耳轮上脚和对耳轮下脚三部分组成
	对耳轮体	对耳轮下部呈上下走向的主体部分
	对耳轮上脚	对耳轮向上分支的部分
	对耳轮下脚	对耳轮向前分支的部分
	轮屏切迹	对耳轮与对耳屏之间的凹陷处

续　表

部　位	名　称	形态特点
耳舟部	耳舟	对耳轮与耳轮之间的凹沟
三角窝部	三角窝	对耳轮上、下脚与相应耳轮之间的三角形凹窝
耳甲部	耳甲	部分耳轮和对耳轮、对耳屏及外耳门之间的凹窝。由耳甲艇和耳甲腔两部分组成
	耳甲艇	耳轮脚以上的耳甲部
	耳甲腔	耳轮脚以下的耳甲部
耳屏部	耳屏	耳郭前方呈瓣状的隆起
	屏上切迹	耳屏与耳轮之间的凹陷处
	上屏尖	耳屏游离缘上隆起部
	下屏尖	耳屏游离缘下隆起部
对耳屏部	对耳屏	耳垂上方、与耳屏相对的瓣状隆起
	对屏尖	对耳屏游离缘隆起部
	屏间切迹	耳屏与对耳屏之间的凹陷
耳垂部	耳垂	耳郭下部无软骨的部分
	耳垂前沟	耳垂与面部之间的前沟
外耳门	外耳门	耳甲腔前方的孔窍

二、耳郭背面解剖名称

耳郭背面解剖名称、形态特点见图1-2、表1-2。

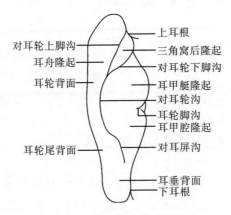

图 1-2　耳郭背面解剖名称

表 1-2　耳郭背面解剖名称、形态特点

部　位	名　称	形态特点
面	耳轮背面	耳轮背面平坦部分
	耳轮尾背面	耳轮尾背面平坦部分
	耳垂背面	耳垂背面的平坦部分
沟	对耳轮上脚沟	对耳轮上脚在耳背呈现的凹沟
	对耳轮下脚沟	对耳轮下脚在耳背呈现的凹沟
	对耳轮沟	对耳轮体在耳背呈现的凹沟
	耳轮脚沟	耳轮脚在耳背呈现的凹沟
	对耳屏沟	对耳屏在耳背呈现的凹沟
隆起	耳舟隆起	耳舟背面隆起的部分
	三角窝后隆起	三角窝在耳背的隆起部分
	耳甲艇隆起	耳甲艇在耳背的隆起部分
	耳甲腔隆起	耳甲腔在耳背的隆起部分
耳根	上耳根	耳郭与头部相连的最上部
	下耳根	耳郭与头部相连的最下部

三、耳郭的血管、淋巴、神经分布

1. 动脉

耳郭的血液供应十分丰富，有来自颈外动脉的颞浅动脉、耳后动脉和枕动脉。颞浅动脉分出3~4个耳前支，供给耳郭前面、耳垂和外耳道的一部分血液。耳后动脉沿耳郭根部上行，发出数个耳后支分布于耳郭后内侧面。另外，还发出数条分支，分别穿过耳轮、三角窝、耳甲艇等处的软骨至耳郭前外侧面。枕动脉也常发出分支分布于耳郭后内侧面。

2. 静脉

耳郭的静脉由耳郭周缘向耳郭根部汇集。耳郭前外侧面的静脉较细小，位于动脉浅面，在三角窝等处形成静脉网，最后汇集成数条耳前静脉，注入颞浅静脉。耳郭后内侧面的静脉，汇成3~5条耳后支，注入耳后静脉。

3. 淋巴管

耳郭的淋巴管丰富，多呈网状，主要汇集于其周围的淋巴结。耳郭前外侧面的淋巴汇入耳前淋巴结，少数汇入腮腺淋巴结。耳郭后内侧面的淋巴大部分汇集于耳后淋巴结。

4. 神经

耳郭的神经分布非常丰富，有些区域受双重神经支配。来自颈丛的耳大神经为耳郭的主要感觉神经，从胸锁乳突肌后缘中点穿入皮下浅层，沿颈侧部上行，于耳垂高度发出耳前支和耳后支。耳前支行走于耳郭前外侧面，分布于耳舟、耳轮中部、对耳轮、三角窝尖部、耳甲艇、耳轮脚的一部分和耳屏切迹下方的耳垂皮肤。耳后支则分布于耳郭后内侧面中部的皮肤。耳颞神经来自三叉神经的下颌支，它发出3~4个分支分布于耳郭前外侧面上部分皮肤。耳郭后内侧面上部分的皮肤则有枕小神经的分支分布。面神经的耳支和迷走神经的耳支亦分布于耳甲和三角窝等处。

第四节　耳穴基础知识

一、耳穴的作用

耳穴是耳郭部皮肤及皮下组织与人体脏腑、经络、孔窍、四肢沟通的部位，也是脏腑、经络之气输注之处，是疾病的反应点和治疗点。当机体的脏腑经络等发生病变时，相应的耳穴就会出现各种阳性反应，如疼痛、皮肤色泽变化及条索、结节等阳性反应物。用适当的方法对耳穴进行刺激可以调理相应脏腑的活动，达到阴平阳秘，气血平和，从而达到防治疾病的目的。

耳穴贴压疗法对于各种疼痛性病症有较好的止痛作用；对于各种炎症性病症有一定消炎止痛作用；对于一些功能紊乱性病症有良好的调节作用，促进病症的缓解和痊愈；对于过敏与变态反应性疾病有改善免疫功能作用；对于内分泌代谢性疾病有改善症状，减少药量等辅助治疗作用；对于传染病能恢复和提高机体的免疫力，从而加速疾病的痊愈。

二、耳穴的分布规律

耳穴在耳郭的分布是有一定规律的，一般来说耳郭好像是一个倒置的胎儿，其头部朝下，臀部及下肢朝上，胸部及躯干在中间。其分布规律大致为：

1. 与面部相应的耳穴在耳垂；与上肢相应的耳穴在耳舟。

2. 与躯干相应的耳穴在对耳轮体部。

3. 与下肢和臀部相应的耳穴在对耳轮上、下脚。

4. 耳轮脚相当于膈肌。

5. 耳轮脚周围自下而上分布着消化道的耳穴，其排列为：耳门的后方是口区，然后依次为食管、贲门、胃、十二指肠、阑尾、大肠等穴，耳轮脚尽处是胃穴。

6. 与胸部相应的耳穴在耳甲腔，耳甲腔的中心是心穴，心穴上下和后方呈马蹄形的区域是肺区。

7. 与腹部相应的耳穴在耳甲艇，自耳轮脚尽处前方由下向上排列的是肝、胰胆、肾、膀胱等。

8. 三角窝相当于盆腔，主要分布为男女生殖器官的耳穴；对耳屏相当于头和脑。

9. 耳屏相当于肾上腺。

10. 屏间切迹相当于腺体分泌系统。

11. 耳郭背部有五脏穴分布：中心为脾，上为心，下为肾，外为肝，内为肺。

三、耳穴标准化方案

耳穴疗法已在近百个国家和地区中得到运用，但人们对耳穴作用的认识各异，对耳穴的定位和命名较为混乱，给研究、学习和学术交流带来了困难。中国针灸学会受世界卫生组织西太区办事处的委托，根据我国对耳穴的研究和实际应用情况，并参考其他国家文献，选取临床上常用的、疗效较好的、不能为其他穴所代替的耳穴，并兼顾不同语种的人都易掌握的原则，制定了《耳穴国际标准化方案》（表1-3、图1-3）。

表1-3　耳穴标准化方案

部 位	序	耳穴名称	定 位	主 治
耳轮脚	1	耳中	耳轮脚处	呃逆、呕吐、荨麻疹、皮肤瘙痒症、小儿遗尿
耳轮	2	直肠	近屏上切迹的耳轮处，与大肠同水平	便秘、腹泻、脱肛、痔
	3	尿道	直肠上方，与膀胱同水平的耳轮处	尿频、尿急、尿痛、尿潴留
	4	外生殖器	尿道上方，与交感同水平的耳轮处	睾丸炎、附睾炎、外阴瘙痒
	5	肛门	位于三角窝前方耳轮处	痔疮、肛裂
	6	耳尖	耳轮顶端，与对耳轮上脚后缘相对的耳轮处	发热、高血压、急性结膜炎、睑腺炎
	7	肝阳	耳轮结节处	头晕、头痛、高血压
	8	轮$_1$~轮$_6$	耳轮上，自耳轮结节下缘到耳垂下缘中点划为五等份，共六点，由上而下依次为轮$_1$、轮$_2$、轮$_3$、轮$_4$、轮$_5$、轮$_6$	扁桃体炎、上呼吸道感染、发热

续　表

部　位	序	耳穴名称	定　位	主　治
耳舟	9	指	第一等分为指	甲沟炎、手指疼痛和麻木
	10	风溪	指、腕两穴之间为风溪	荨麻疹、皮肤瘙痒症、过敏性鼻炎
	11	腕	第二等分为腕	腕部疼痛
	12	肘	第三等分为肘	肱骨外上髁炎、肘部疼痛
	13	肩	第四至第五等分为肩	肩关节周围炎、肩部疼痛
	14	锁骨	第六等分为锁骨	肩关节周围炎
对耳轮	对耳轮上脚	15	趾	对耳轮上脚后上方近耳尖部	甲沟炎、趾部疼痛
		16	跟	对耳轮上脚的前上方，近三角窝上部	足跟痛
		17	踝	跟、膝两穴之间	踝关节扭伤
		18	膝	对耳轮上脚的中 1/3 处	膝关节肿痛
		19	髋	对耳轮上脚的下 1/3 处	髋关节疼痛、坐骨神经痛
	对耳轮下脚	20	臀	对耳轮下脚的后 1/3 处	坐骨神经痛、臀筋膜炎
		21	坐骨神经	对耳轮下脚的前 2/3 处	坐骨神经痛
		22	交感	对耳轮下脚的末端与耳轮交界处	胃肠痉挛、心绞痛、胆绞痛、输尿管结石、自主神经功能紊乱
	对耳轮体	23	颈椎	下 1/5 为颈椎	落枕、颈椎综合征
		24	胸椎	中 2/5 为胸椎	胸胁胀痛、经前乳房胀痛、乳腺炎
		25	腰骶椎	上 2/5 为腰骶椎	腰骶部疼痛
		26	颈	颈椎前侧耳甲缘	落枕、颈项肿痛
		27	胸	胸椎前侧耳甲缘	胸胁疼痛、胸闷
		28	腹	腰骶椎前侧耳甲缘	腹痛、腹胀、腹泻、急性腰扭伤

续　表

部　位	序	耳穴名称	定　位	主　治
三角窝	29	神门	三角窝内，对耳轮上、下脚分叉处稍上方	失眠、多梦、痛症、戒断综合征
	30	盆腔	在三角窝内，对耳轮上、下脚分叉处稍下方	盆腔炎
	31	角窝中	三角窝中 1/3 处	哮喘
	32	内生殖器	三角窝前 1/3 处的下部	痛经、月经不调、白带过多、功能性子宫出血、遗精、早泄
	33	角窝上	三角窝窝前上方	高血压
耳屏	34	外耳	屏上切迹前方近耳轮部	耳道炎、中耳炎、耳鸣
	35	外鼻	耳屏外侧面正中稍前	鼻前庭炎、鼻炎
	36	屏尖	耳屏上部隆起的尖端	发热、牙痛
	37	肾上腺	耳屏下部隆起的尖端	低血压、风湿性关节炎、腮腺炎、间日疟
	38	咽喉	耳屏内侧面上 1/2 处	声音嘶哑、咽喉炎、扁桃体炎
	39	内鼻	耳屏内侧面下 1/2 处	鼻炎、鼻窦炎、鼻衄
对耳屏	40	对屏尖	对耳屏的尖端	哮喘、腮腺炎、皮肤瘙痒症、睾丸炎、附睾炎
	41	缘中	对屏尖与轮屏切迹之间	遗尿、内耳性眩晕症
	42	枕	对耳屏外侧面的后上方	头晕、头痛、哮喘、癫痫、神经衰弱
	43	颞	对耳屏外侧面的中部	偏头痛
	44	额	对耳屏外侧面的前下方	头晕、头痛、失眠、多梦
	45	皮质下	对耳屏内侧面	痛症、间日疟、神经衰弱、假性近视

部　位		序	耳穴名称	定　位	主　治
耳甲	耳甲腔	46	心	耳甲腔中央	心动过速、心律不齐、心绞痛、无脉症、神经衰弱、癔症、口舌生疮
		47	肺	耳甲腔中央周围	咳喘、胸闷、声音嘶哑、痤疮、皮肤瘙痒症、荨麻疹、扁平疣、便秘、戒断综合征
		48	气管	耳甲腔内，外耳道口与心穴之间耳甲腔的后上方	咳嗽
		49	脾	耳甲腔的后上方	腹胀、腹泻、便秘、食欲不振、功能性子宫出血、白带过多、内耳性眩晕症
		50	内分泌	耳甲腔底部屏间切迹内	痛经、月经不调、更年期综合征、痤疮、间日疟
		51	三焦	耳甲腔底部内分泌上方	便秘、腹胀、上肢外侧疼痛
		52	口	耳轮脚下方1/3处	面瘫、口腔炎、胆囊炎、胆石症、戒断综合征
		53	食管	耳轮脚下方中1/3处	食管炎、食管痉挛
		54	贲门	耳轮脚下方后1/3处	贲门痉挛、神经性呕吐
		55	胃	耳轮脚消失处	胃痉挛、胃炎、胃溃疡、失眠、牙痛、消化不良
	耳甲艇	56	十二指肠	耳轮脚上方后部	十二指肠溃疡、胆囊炎、胆石症、幽门痉挛
		57	小肠	耳轮脚上方中部	消化不良、腹痛、心动过速、心律不齐
		58	阑尾	大、小肠两穴之间	单纯性阑尾炎、腹泻
		59	大肠	耳轮脚上方前部	腹泻、便秘、咳嗽、痤疮
		60	肝	耳甲艇的后下部	胁痛、眩晕、经前期紧张症、月经不调、更年期综合征、高血压、假性近视、单纯性青光眼

续　表

部　位		序	耳穴名称	定　位	主　治
耳甲	耳甲艇	61	胰胆	肝、肾两穴之间	胆囊炎、胆石症、胆道蛔虫症、偏头痛、带状疱疹、中耳炎、耳鸣、听力减退、急性胰腺炎
		62	肾	对耳轮上、下脚分叉处下方	肾盂肾炎、腰痛、耳鸣、神经衰弱、遗精、早泄、遗尿、月经不调、哮喘
		63	输尿管	肾与膀胱两穴之间	输尿管结石绞痛
		64	膀胱	肾与艇角穴之间	膀胱炎、遗尿症、尿潴留、腰痛、坐骨神经痛
		65	艇角	耳甲艇前上角	前列腺炎、尿道炎
		66	艇中	耳甲艇中央	腹痛、腹胀、胆道蛔虫症、腮腺炎
耳垂		67	目₁	耳垂正面，屏间切迹前下方	假性近视
		68	目₂	耳垂正面，屏间切迹后下方	假性近视
		69	牙	耳垂正前面上部	牙痛、牙周炎、低血压
		70	舌	耳垂正面中上部	舌炎、口腔炎
		71	颌	耳垂正面后上部	牙痛、颞下颌关节功能紊乱
		72	垂体	耳垂正面前中部	神经衰弱、牙痛
		73	眼	耳垂正面中央部	急性结膜炎、电光性眼炎、睑腺炎、假性近视
		74	内耳	耳垂正面后中部	内耳性眩晕症、耳鸣、听力减退
		75	面颊	耳垂正面眼区与内耳区之间	周围性面瘫、神经痛、痤疮、扁平疣
		76	扁桃体	耳垂正面下部	扁桃体炎、咽喉炎
耳背		77	上耳根	耳根最上缘	鼻出血
		78	耳迷根	耳背与乳突交界的根部，耳轮脚对应处	胆囊炎、胆石症、胆道蛔虫症、腹痛、腹泻、鼻塞、心动过速
		79	下耳根	耳根最下缘	低血压
		80	耳背沟	对耳轮上、下脚及对耳轮主干在耳背面呈Y字形凹沟部	高血压、皮肤瘙痒症
		81	耳背心	耳背上部	心悸、失眠、多梦、胃痛、消化不良
		82	耳背脾	耳轮脚消失处的耳背部	食欲不振

续　表

部　位	序	耳穴名称	定　位	主　治
耳背	83	耳背肝	耳背脾的耳轮侧	胆囊炎、胆石症、胁痛
	84	耳背肺	耳背脾的耳根侧	咳喘、皮肤瘙痒症
	85	耳背肾	耳背下部	头晕、头痛、神经衰弱

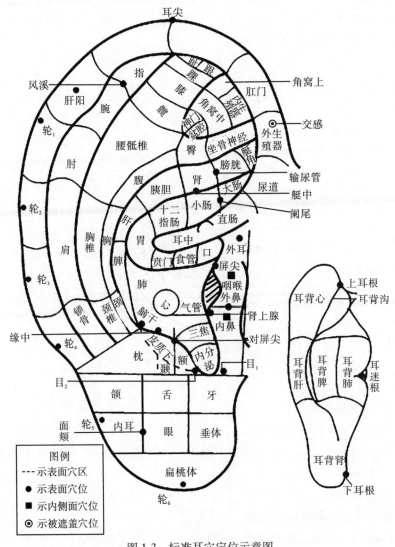

图 1-3　标准耳穴定位示意图

四、耳穴的定位

（一）耳穴标准化方案的耳穴定位

1. 耳垂部分

相当于人体的头面部。

【定位】 将耳垂分成九等份，从屏间切迹软骨下缘至耳垂下缘找 3 条等距离水平线，再在第二水平线上引两条垂直等分线，由内向外、由上而下把耳垂分成九个区（图 1-4）。

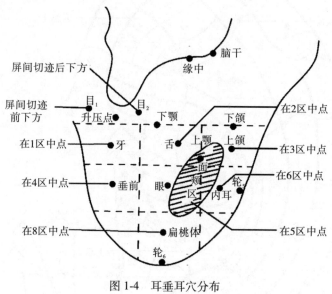

图 1-4　耳垂耳穴分布

2. 对耳屏部分

相当于人体的头和脑部。

【定位】 将对耳屏从对耳屏尖向内、外两侧分成内下方和外上方两等份（图 1-5）。

3. 耳屏部分

相当于人体的咽喉、内鼻、肾上腺。

【定位】 将耳屏内外侧均分成上、下两等份（图 1-6）。

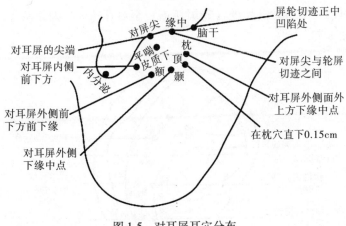

图 1-5　对耳屏耳穴分布

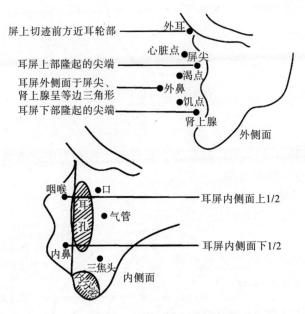

图 1-6　耳屏耳穴分布

4. 对耳轮（体）部分

相当于人体的躯干。

【定位】 对耳轮起始处（轮屏切迹）至对耳轮上下脚分叉处，共分五等份（图 1-7）。

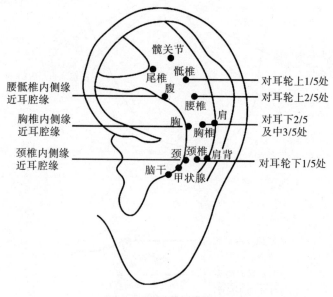

图 1-7 对耳轮耳穴分布

5. 对耳轮（上、下）脚部分 对耳轮上脚相当于人体的下肢；对耳轮下脚相当于人体的臀部。

【定位】 将对耳轮（上、下）脚分成三等份（图 1-8）。

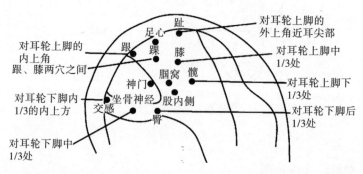

图 1-8 对耳轮（上、下）脚耳穴分布

6. 耳舟部分

相当于人体的上肢。

【定位】 将指与锁骨之间的耳舟部分分为五等份（图1-9）。

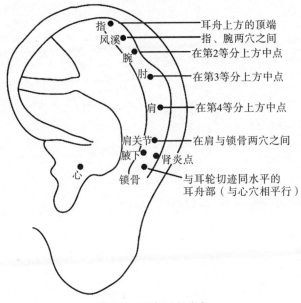

图 1-9 耳舟耳穴分布

7. 三角窝部分

相当于人体的内生殖器官（图 1-10）。

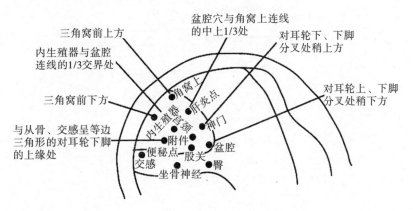

图 1-10 三角窝耳穴分布

8. 耳轮脚及其周围部分

耳轮脚相当于人体的膈肌，其周围相当于人体的消化器官（图1-11）。

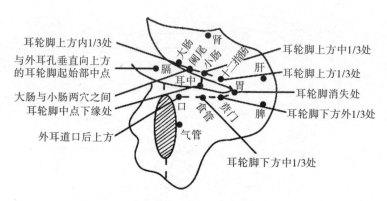

图 1-11 耳轮脚及其周围耳穴分布

9. 耳甲艇部分

相当于人体的腹腔（图1-12）。

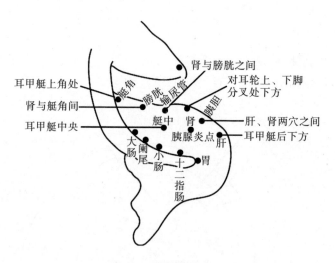

图 1-12 耳甲艇耳穴分布

10. 耳甲腔部分

相当于人体的胸腔（图 1-13）。

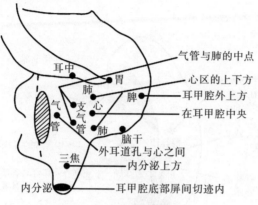

图 1-13　耳甲腔耳穴分布

11. 耳轮部分（图 1-14）

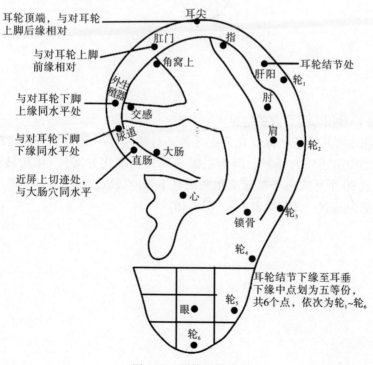

图 1-14　耳轮耳穴分布

12. 耳背部分（图 1-15）

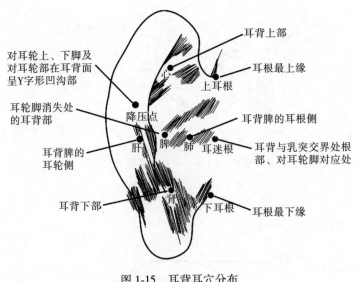

图 1-15　耳背耳穴分布

（二）常用参考耳穴的定位

常用参考耳穴是在标准化方案之外，对临床有一定参考价值的穴区，其中有的作用还较为特异。因为根据《耳穴标准化方案》，耳穴只有 90 个，但这 90 个耳穴对于临床应用来说是不够的。以"标准化方案"的穴区划分法为基础，说明如表 1-4、图 1-16。

表 1-4　常用参考耳穴的定位

部 位	序	耳穴名称	定 位
耳垂	1	升压点	在目$_1$与目$_2$两穴之间，屏间切迹下方
	2	下颚	在 2 区上线，分成三等份，在中、内 1/3 交界处
	3	上颚	在 2 区外线，在下 1/4 与 3/4 交界处
	4	下颌	在 3 区上线的中点
	5	上颌	在 3 区的中点
	6	耳鸣沟（眩晕沟）	自屏间切迹外侧目$_2$到内耳
	7	颞颌关节	在与上颌、下颌内侧构成三角点
	8	肿瘤特异区Ⅰ	在标穴轮 4 到轮 6 之间的一条弧形线上
对耳屏	9	平喘	在对屏尖穴前下方约 0.2 厘米处
	10	脑干	在轮屏切迹上
	11	顶	在标穴颞与枕两穴之间
	12	神经衰弱区	在标穴颈椎与枕、顶两穴之间
	13	喉牙	在标穴枕的后上方
	14	睾丸	在对耳屏内侧面正中线，标穴对屏尖向下约 0.2 厘米处
	15	兴奋点	在对耳屏内侧面正中线底部
	16	丘脑	在对耳屏内侧面正中线，睾丸与兴奋点之间
	17	癫痫点	在对耳屏内侧面中下 1/3 之交界处的底部
	18	卵巢	屏间切迹外缘与对耳屏内侧缘之间
耳屏	19	饥点	在标穴外鼻穴的下方，与肾上腺穴平行
	20	渴点	在标穴外鼻穴的上方，与屏尖穴平行
	21	降率点	渴点与外耳连线中点
	22	声带	在耳屏内侧面最上方
对耳轮	23	腓肠肌	在趾、膝两穴连线中点
	24	腘窝	在标穴髋与神门连线的中点
	25	热穴	尾椎与腹连线的中点
	26	肩背	在标穴颈椎穴外侧缘近耳舟处
	27	胁肋	在标穴胸椎穴外侧缘近耳舟处

续　表

部　位	序	耳穴名称	定　位
对耳轮	28	腰肌	在标穴腰骶椎穴外侧缘近耳舟处
	29	乳腺	在胸椎与肋胁连线的中点
	30	甲状腺	在颈与脑干穴之间
	31	足心	跟与趾连线的中点
耳舟	32	肾炎点	肩关节与锁骨两穴外缘的中点
	33	风湿线	从锁骨到肘穴的一条线
三角窝	34	便秘点	与坐骨神经、交感呈等边三角形的对耳轮下脚雕上缘处
	35	附件	在标穴内生殖器与盆腔连线的中外 1/3 交界处
	36	宫颈	在标穴内生殖器与盆腔连线的中内 1/3 交界处
	37	输卵管	在内生殖器、宫颈、角窝上、肝炎点四穴之间
	38	腹股沟	在对耳轮下脚的上缘，与标穴坐骨神经、臀呈等边三角形
耳甲艇	39	脐	耳甲艇中央
	40	胆道（糖尿病点）	在右耳（左耳）标穴胰胆与十二指肠之间
	41	腹水点	在标穴肾与十二指肠两穴连线的中上 1/3 交界处
	42	腹胀区	在肾、输尿管、膀胱、十二指肠、小肠、阑尾、大肠穴区处
	43	肝肿大区	在肋缘下内侧、胃区外侧和脾大区之间
	44	醉点	在标穴肾与小肠连线中上 1/3 交界处
耳甲腔	45	支气管	标穴气管与肺两穴连线的中点
	46	结核点	心与下肺外侧三穴成等边三角形点处
	47	脾肿大区	在标穴脾区外后上方
耳轮	48	枕小神经点	耳轮结节起始部内缘
	49	肿瘤特异区Ⅱ	在耳轮的外上方，相当于耳尖到轮 2 的范围
耳背	50	耳背胆区	在与胆区相对的耳背处
	51	十二指肠球结节区	在与十二指肠相对的耳背处

续　表

部　位	序	耳穴名称	定　位
耳背	52	多梦区	在与神经衰弱区、枕、顶三穴相对应的耳背处
	53	聪明穴	在与额相对应的耳背处
	54	睡眠深沉穴	在与神经衰弱点相对应的耳背处

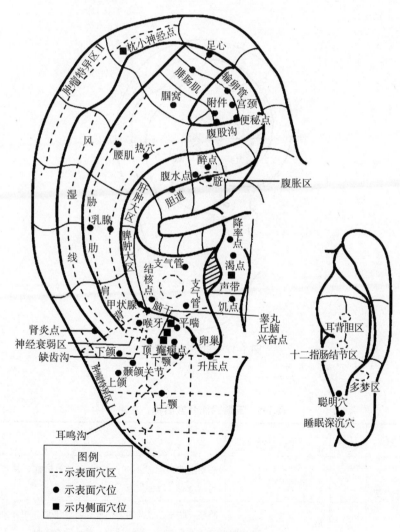

图 1-16　常用参考耳穴图

五、耳穴的主治

根据耳穴的不同作用，以便于临床应用，将常用耳穴分为六组：五脏六腑耳穴、内分泌系统耳穴、神经系统耳穴、相应部位的耳穴、特定穴耳穴、耳背耳穴及其他耳穴。

1. 五脏六腑耳穴（图 1-17、表 1-5）

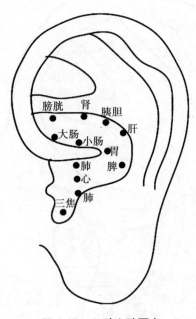

图 1-17　五脏六腑耳穴

表 1-5　五脏六腑耳穴名称、主治

部　位	序	耳穴名称	主　治
五脏六腑耳穴	1	心	心动过速，心律不齐，心绞痛，无脉症，神经衰弱，癔症，口舌生疮
	2	肝	胁痛，眩晕，经前期紧张征，月经不调，更年期综合征，高血压，假性近视，单纯性青光眼

续 表

部 位	序	耳穴名称	主 治
五脏六腑耳穴	3	脾	腹胀，腹泻，便秘，食欲不振，功能性子宫出血，白带过多，内耳眩晕症
	4	肺	咳喘，胸闷，声音嘶哑，痤疮，皮肤瘙痒症，荨麻疹，扁平疣，便秘，戒断综合征
	5	胃	胃痉挛，胃炎，胃溃疡，失眠，牙痛，消化不良
	6	肾	腰痛，耳鸣，神经衰弱，肾盂肾炎，哮喘，遗尿症，月经不调，遗精，早泄
	7	膀胱	膀胱炎，遗尿症，尿潴留，腰痛，坐骨神经痛，后头痛
	8	胰胆	胆囊炎，胆石症，胆道蛔虫，偏头痛，带状疱疹，中耳炎，耳鸣，听力减退，急性胰腺炎
	9	大肠	腹泻，便秘，咳嗽，痤疮
	10	小肠	消化不良，腹痛，心动过速，心律不齐
	11	三焦	便秘，腹胀，上肢外侧疼痛

2. 内分泌系统耳穴（图 1-18、表 1-6）

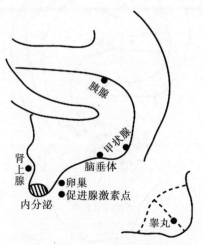

图 1-18 内分泌系统耳穴

表 1-6 内分泌系统耳穴名称、主治

部 位	序	耳穴名称	主 治
内分泌系统耳穴	1	脑垂体（脑点）	脑垂体功能紊乱及内分泌功能紊乱。如尿崩症，席汉综合征，月经不调，不孕症，带下病等
	2	内分泌	痛经，月经不调，更年期综合征，痤疮
	3	肾上腺	低血压，风湿性关节炎，腮腺炎，间日疟，链霉素中毒性眩晕
	4	胰腺	糖尿病，胰腺炎
	5	甲状腺	单纯性甲状腺肿瘤，甲状腺肿弥漫性增生，甲状腺功能减退或亢进
	6	促进腺激素点	更年期综合征，不孕不育，性功能低下，抗衰老
	7	卵巢	月经不调，附件炎，不孕症，功能性子宫出血
	8	睾丸	阳痿，不孕症，前列腺肥大，睾丸肿大

3. 神经系统耳穴（图 1-19、表 1-7）

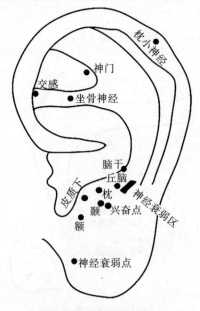

图 1-19 神经系统耳穴

表 1-7　神经系统耳穴名称、主治

部　位	序	耳穴名称	主　治
神经系统 耳穴	1	神门	失眠，多梦，痛症，炎症，戒断综合征
	2	枕	头晕，头痛，哮喘，癫痫，神经衰弱
	3	额	头晕，头痛，失眠，多梦
	4	颞（太阳）	偏头痛
	5	皮质下	痛症，间日疟，神经衰弱，假性近视
	6	交感	胃肠痉挛，心绞痛，胆绞痛，输尿管结石，自主神经功能紊乱
	7	脑干（缘中）	遗尿，内耳眩晕症
	8	枕小神经点	后头痛，脑血管痉挛，脑动脉硬化，脑血栓后遗症
	9	坐骨神经	坐骨神经痛
	10	丘脑	单纯性肥胖症，嗜睡症，水肿及内分泌功能紊乱
	11	兴奋点	嗜睡，夜尿症，肥胖症，内分泌功能及性功能低下诸症
	12	神经衰弱点（垂前）	神经衰弱症，失眠多梦，健忘心悸，头晕目眩
	13	神经衰弱区	同神经衰弱点

4. 相应部位的耳穴（图 1-20、表 1-8）

表 1-8　相应部位的耳穴名称、主治

部　位	序	耳穴名称	主　治
相应部位 的耳穴	1	口	面瘫，口腔炎，牙周炎，咽喉炎，戒断综合征
	2	食道	食管炎，食管痉挛，胸闷，梅核气，呼吸不畅
	3	贲门	贲门痉挛，神经性呕吐
	4	十二指肠	十二指肠溃疡，胆囊炎，胆石症，低血糖
	5	阑尾	单纯性阑尾炎，腹泻
	6	气管	咳喘，咽炎，喉炎，气管炎
	7	支气管	急、慢性气管炎，支气管扩张

续 表

部 位	序	耳穴名称	主 治
相应部位的耳穴	8	咽喉	声音嘶哑，咽喉炎，扁桃体炎，梅核气
	9	外鼻	鼻前庭炎，鼻炎，酒渣鼻
	10	内鼻	鼻炎，鼻窦炎，鼻出血，感冒
	11	外耳	外耳道炎，耳鸣，三叉神经痛，颈项部疼痛
	12	内耳	耳部疾病，耳鸣，中耳炎，听力减退，内耳眩晕症
	13	眼	结膜炎，睑腺炎，角膜炎，青光眼，屈光不正，小儿弱视，视物模糊
	14	扁桃体	扁桃体炎，咽喉炎
	15	上颌	牙痛，牙周炎，牙龈出血，颞颌关节紊乱，三叉神经痛上颌支
	16	下颌	牙痛，牙周炎，牙龈出血，颞颌关节炎，三叉神经痛下颌支
	17	上腭	口腔炎，口腔溃疡，牙周炎，三叉神经痛上颌支
	18	下腭	口腔溃疡，牙周炎，三叉神经痛下颌支
	19	舌	舌炎，舌裂，舌部溃疡
	20	喉牙	牙痛、咽喉痛
	21	牙	牙痛，牙周炎，低血压
	22	面颊	周围性面瘫，三叉神经痛，痤疮，扁平疣，扁桃体炎，咽炎
	23	腮腺	腮腺炎，神经性皮炎，银屑病，皮肤瘙痒
	24	膈（耳中）	呃逆，荨麻疹，皮肤瘙痒，小儿遗尿症，咯血
	25	盆腔	盆腔炎，小腹疼痛
	26	子宫（内生殖器）	痛经，月经不调，白带过多，功能性子宫出血，遗精，早泄
	27	附件	附件炎，痛经
	28	输尿管	主治尿路感染，输尿管结石绞痛
	29	前列腺	主治前列腺炎，前列腺肥大，尿路感染，性功能障碍

续 表

部 位	序	耳穴名称	主 治
相应部位的耳穴	30	外生殖器	睾丸炎，阴道炎，外阴瘙痒症，腰膝酸软，下肢酸痛、无力
	31	腹股沟	疝修补手术麻醉用穴
	32	尿道	尿频，尿急，尿痛，尿潴留，尿失禁，小便不通
	33	直肠	便秘，腹泻，脱肛，痔疮，大便失禁
	34	肛门	痔疮，肛裂
	35	颈椎	落枕，颈椎综合征
	36	胸椎	胸痛，经前乳房胀痛，乳腺炎，产后泌乳不足
	37	腰椎	腰椎增生，腰椎间盘脱出症，腰部扭伤，腰肌劳损，坐骨神经痛，下肢麻木
	38	腰肌	腰痛
	39	骶椎	腰骶疼痛，遗尿，尿失禁，小便不利
	40	颈	落枕，颈项肿痛
	41	胸	胸胁疼痛，胸闷，乳腺炎，肋间神经痛
	42	腹	腹痛，腹胀，腹泻，肠炎，痛经
	43	肩背	颈椎病，颈肩综合征
	44	乳腺	乳腺炎，小叶增生，少乳，乳腺肿瘤
	45	髋关节	髋关节疾患，腰髋疼痛，坐骨神经痛
	46	膝关节	膝关节炎，膝关节扭伤，膝关节疼痛、变形
	47	踝	踝关节疼痛，扭挫伤
	48	外膝	膝部软组织损伤引起疼痛
	49	跟	足跟部疾患
	50	足心	对应的足部疾病
	51	趾	趾部疼痛，甲沟炎
	52	臀	坐骨神经痛，臀筋膜炎
	53	锁骨	肩周炎，肩颈部疼痛，无脉症
	54	肩关节	肩周炎，肩关节扭伤，肩背痛

续 表

部 位	序	耳穴名称	主 治
相应部位 的耳穴	55	肩	肩周炎，上臂肌肉痛，肩部疼痛
	56	肘	肱骨外上髁炎，肘部疼痛
	57	腕	腕关节扭伤，腕关节疼痛
	58	指	甲沟炎，手指疼痛和麻木

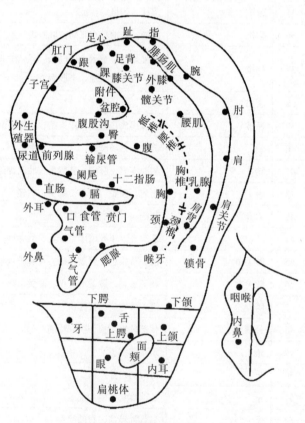

图 1-20　相应部位的耳穴

5. 特定穴耳穴（图 1-21、表 1-9）

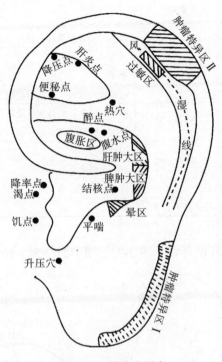

图 1-21　特定穴耳穴

表 1-9　特定穴耳穴名称、主治

部　位	序	耳穴名称	主　治
特定穴耳穴	1	升压穴	低血压
	2	降压点	高血压
	3	降率点	心动过缓，房颤
	4	肝炎点	肝炎，胆囊炎
	5	过敏区（风溪穴）	各种过敏性疾病
	6	晕区	耳源性眩晕，高血压眩晕，晕车晕船
	7	醉点	醉酒，戒酒
	8	饥点	甲状腺功能亢进，糖尿病，肥胖症
	9	渴点	糖尿病，尿崩症，神经性多饮，肥胖

续 表

部 位	序	耳穴名称	主 治
特定穴耳穴	10	热穴	改善外周血液循环，提高皮肤温度
	11	风湿线	风湿病
	12	便秘点	便秘
	13	平喘	过敏性气管炎，支气管哮喘，喘息性支气管炎
	14	腹水点	腹水，水肿，静脉回流受阻，减肥
	15	腹胀区	腹胀，肝胆疾患
	16	结核点	肺结核
	17	肝肿大区	肝大，肝硬化等
	18	脾肿大区	脾大，脾气虚弱
	19	肿瘤特异区 Ⅰ、Ⅱ	肿瘤

6. 耳背耳穴及其他耳穴（图1-22、图1-23、表1-10）

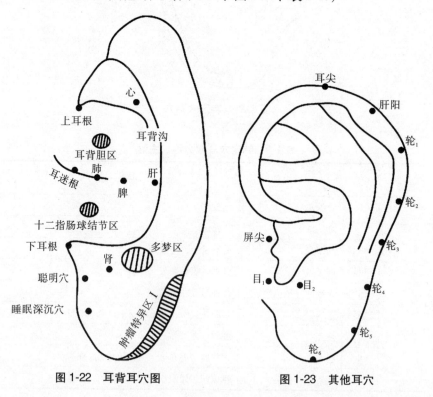

图 1-22　耳背耳穴图　　　　　图 1-23　其他耳穴

表 1-10 耳背耳穴及其他耳穴名称、主治

部 位	序	耳穴名称	主 治
耳背耳穴及其他耳穴	1	上耳根	鼻出血
	2	耳迷根（中耳根）	胆囊炎，胆石症，胆道蛔虫，鼻塞，心动过速，腹痛，腹泻
	3	下耳根	低血压
	4	耳背沟	高血压，皮肤瘙痒症
	5	耳背心	心悸，失眠，多梦
	6	耳背脾	胃痛，消化不良，食欲不振
	7	耳背肝	胆囊炎，胆石症，胁痛
	8	耳背肺	咳喘，皮肤瘙痒症
	9	耳背肾	头晕，头痛，神经衰弱
	10	耳背胆区	胆囊炎，胆囊结石，胆道感染
	11	十二指肠球结节区	十二指肠病变
	12	多梦区	多梦，入睡慢，神经衰弱
	13	聪明穴	头晕，前头痛，记忆力减退，老年痴呆症，脑动脉硬化
	14	睡眠深沉穴	延长睡眠时间，加强睡眠深度
	15	屏尖	发热，疼痛，牙痛
	16	耳尖	发热，高血压，急性结膜炎，睑腺炎，扁桃体炎，荨麻疹
	17	目$_1$	目赤肿痛，流泪，视物模糊，假性近视
	18	目$_2$	同目$_1$
	19	肝阳	头痛眩晕，急慢性肝炎属于肝热者
	20	轮$_1$~轮$_6$	扁桃体炎，上呼吸道感染，发热

六、耳穴的功能归类

为了便于记忆，增强临床治疗时对耳穴的选择和配伍的准确性，有学者根据耳穴的功能特点，将其归纳综合为："十止六对利五官，四抗一退

三调整，两补三健脑脾肝，催理降解利收眠。"具体见表 1-11。

表 1-11　耳穴的功能归类

归类	序	功能	耳穴名称
十止	1	止痛	神门；腹部疾病加交感，牙齿、骨科疾病加肾，软组织损伤加肝、脾
	2	止晕	枕、外耳、耳尖、晕点、神门、肝、脾、内耳
	3	止惊	肝、枕、脑干、胆、神门、皮质下、耳尖
	4	止咳	气管、支气管、平喘、神门、脑干、口
	5	止喘	支气管、肺、交感、平喘、神门、内分泌、肾上腺、过敏区
	6	止痒	肺、神门、脾、肝、枕、心、耳尖、相应部位耳穴
	7	止鸣	内耳、外耳、肾、胆、三焦、神门、枕
	8	止吐	贲门、胃、枕、皮质下、神门
	9	止酸	交感、胃、肝
	10	止带	子宫、神门、脾、三焦、内分泌、肝
六对	1	镇静	神门、枕、皮质下、心、耳尖
		兴奋	兴奋穴、额、内分泌、脑点、肾上腺
	2	升压	升压点、脑点、肾上腺、心
		降压	降压点、降压沟、神门、枕、皮质下、小肠
	3	活血	交感、心、肝、皮质下、热点、相应部位耳穴
		止血	肾上腺、脾、膈、相应部位的耳穴
	4	贮尿	膀胱、脑点、尿道、额
		利尿	肾、脾、肺、三焦、内分泌、艇中
	5	强心	心、肾上腺、交感、脑点、皮质下
		降率	心、降率点、神门、枕、皮质下、小肠
	6	通便	大肠、脾、肺、三焦、皮质下、腹、便秘点
		止泻	大肠、直肠下段、脾、神门、枕、耳尖

续　表

归类	序	功　　能	耳穴名称
利五官	1	利咽	咽喉、口、肺、脾、内分泌、气管
	2	明目	眼、目$_1$、目$_2$、肝、肾、耳尖
	3	助听	内耳、外耳、胆、肾、三焦
	4	通鼻	内鼻、外鼻、肺、肾上腺、额
	5	美容	肺、脾、肝、脑点、内分泌、面颊区
四抗	1	抗过敏	内分泌、肾上腺、过敏区、肝、肺、耳尖、相应部位耳穴
	2	抗感染	肾上腺、内分泌、神门、耳尖、相应部位耳穴
	3	抗风湿	内分泌、肾上腺、肾、肝、脾、耳尖、相应部位耳穴
	4	抗癫痫	脑干、肝、枕、神门、皮质下、癫痫点
一退	1	退热	耳尖、屏尖、肾上腺、肺、内分泌、脑干、艇中、枕、心
三调整	1	调经	子宫、肾、肝、内分泌、卵巢、脑垂体。月经过少、闭经加交感；月经过多、功能性子宫出血加脾、膈；痛经加腹、神门
	2	调节内分泌	脑垂体、内分泌、肾上腺。女性加子宫、卵巢；男性加睾丸
	3	调节自主神经功能	交感、心、肾、皮质下、脑干
两补	1	补肾	肾、肝、内分泌、子宫
	2	补血	脾、肝、内分泌、三焦
三健	1	健脑	额、心、肾、皮质下、内分泌
	2	健肝	肝、耳中、内分泌、三焦、脾、艇中
	3	健脾助运	脾、小肠、胰胆、胃、内分泌、皮质下
催理降解利收眠	1	催乳	内分泌、脑垂体、肝、乳腺
	2	理气	艇中、大肠、肝、脾、三焦、皮质下
	3	降血糖	胰胆、内分泌、口、三焦、皮质下

续　表

归类	序	功　能	耳穴名称
催理降解利收眠	4	解痉	交感、神门、皮质下、相应部位耳穴
	5	利胆	胰胆、三焦、内分泌、交感、艇中
	6	收敛止汗	心、交感、皮质下、肺、大肠、脾
	7	安眠	神门、枕、皮质下、心、耳尖、神经衰弱区、神经衰弱点

七、耳穴取穴原则

用耳穴治病时选取耳穴的根据就是取穴原则。当疾病确诊后，用哪些耳穴进行治疗，根据什么原则选取治疗穴位，是耳穴治疗的重要问题，决定着疾病的治疗效果。要提高耳压疗效，既要有好的配方，又要有好的选用原则，取穴一般按照下面6条进行考虑。

1. 按脏象辨证取穴

根据中医学中脏象学说的理论，按照脏腑各自的功能进行辨证取穴的方法。例如，脏象学说认为"肺主皮毛"，故取"肺"穴来治疗各种皮肤病和感冒等疾病；"肾藏精，主骨生髓"，所以有关生长发育障碍的疾病取"肾"穴来治疗："心主神明"，故"心"穴可以用来治疗神志方面的疾病。

2. 按病变的相应部位取穴

根据人体患病部位，在耳郭的相应部位取穴。这种选穴方法是耳压治疗疾病时最基本、最重要的方法。如肝病取耳穴"肝"，肾病取耳穴"肾"。当机体某个器官、某个脏腑、某个肢体部位患病时，在耳郭的相应部位出现阳性反应点，如疼痛、脱屑、颜色改变等，准确地选择出疾病在相应部位上的阳性反应点，是治疗中取得满意效果的关键。

3. 按照穴位特定功能取穴

因为耳穴有特定的功能，所以选取这些穴位治疗相应的疾病。如神门是止痛要穴，疼痛性疾病除了取相应部位外，可取神门；耳尖放血有退热、降压、消炎、镇静、抗过敏、清脑明目的作用，因此头晕、发热、高血压、过敏等疾病可用耳尖放血来治疗；枕是止晕的重要耳穴，故头晕眩晕取"枕"穴。

4. 按经络学说取穴

根据经络学说取穴的方法，分为循经取穴和经络病候取穴。循经取穴是根据经络的循行部位取穴，如牙痛，由于上牙在小肠经循行所过，上牙疼痛可以取"小肠"穴治疗，而下牙在胃经的循行线上，故下牙疼痛取"胃"穴治疗。按经络病候取穴是根据经络之"是动则病"和"是所生病"的病候来取穴。如手太阴肺经"是动则病，肺胀满，膨膨而喘咳，缺盆中痛，上气，喘渴，烦心胸满痛"等，出现以上症状皆可取"肺"穴来治疗。

5. 按现代医学理论的病因取穴

耳穴中有许多是根据现代医学的理论命名的，如内分泌、皮质下、肾上腺、交感等，这些穴位的功能与现代医学的理论是一致的。例如内分泌，现代研究与内分泌系统的功能密切，所以可以取"内分泌"穴来治疗内分泌系统功能障碍引起的疾病；肾上腺所分泌的激素有抗过敏、抗炎、抗风湿等作用，可取"肾上腺"穴来治疗过敏、炎症、风湿等。胃肠疾病与自主神经系统有关可取"交感"穴。

6. 按临床经验取穴

在耳穴的临床实践中，发现了许多经验效穴，应适当应用，以提高耳压治疗效果。如神门穴、枕穴都具有镇静、镇痛、安眠作用，主要是抑制作用，故在治疗肝炎、肝炎后综合征、胃肠功能紊乱等疾病时，勿用神门穴、枕穴，以免对胃肠功能活动起到抑制作用，从而造成腹胀、胁肋胀满等症状加重。这时应选择疏肝健脾、理气消胀的穴位，如肝穴、脾穴等。

第五节　耳穴贴压法

耳穴贴压法是指用胶布固定药籽或中成药、磁珠贴压在相应的耳穴上，在适当的时间予以按压，起到刺激耳穴防病治病作用的一种方法。此法较其他方法更为简便易行，花费少，安全无副作用，效率高，可以广泛推广。

一、耳穴贴压材料

1. 中药、粮食种子类

（1）王不留行籽：具有行血通经、催生下乳、消肿敛疮的功能，而以行血著称。常用于心血管疾病、消化疾病、泌尿疾病、妇科疾病及其他疾病，孕妇慎用。

（2）白芥子：具有利气豁痰，温中散寒，通络止痛的功能。常用于呼吸系统疾病及其他疾病。白芥子对皮肤有刺激，外用有时起发疱作用，皮肤过敏者忌用。

（3）菟丝子：有明目，滋补肝肾，安胎，固精缩尿，止泻的功能。多用于泌尿疾病、心血管疾病及其他疾病。

（4）莱菔子：具有消食除胀、降气化痰的功能。多用于消化不良及其他疾病。

（5）油菜籽：具有活血通气、消肿散结的功效。多用于血痢、产后血滞腹痛、痔漏、肿毒。因取材方便，应用范围较广，可用来代替王不留行籽。

（6）绿豆：具有清热解毒、清暑利水的功能。多用于水肿、暑热烦渴、丹毒、痈肿、泻痢，解热、解药毒。

（7）冰片：具有通诸窍、散郁火、祛翳明目、消肿止痛的功能。多用于治热病神昏、中风口噤、气闭耳聋、惊痫痰迷、口疮、喉痹；痈肿、中耳炎、目赤翳膜、痔、蛲虫病。

2. 中成药类

（1）六神丸：具有清热解毒、消炎止痛的功能。多用于主治烂喉丹痧、喉风、乳蛾、咽喉肿痛、咽下困难、痈疽疮疖。

（2）咽喉丸：具有清热解毒、消炎止痛的功能。多用于咽喉肿痛、咽下困难、喉风、烂喉丹痧等。

3. 磁铁类

磁珠是1mm、1.5mm、3mm等大小不同的钢珠进行冲磁而成，可以直接到药店买。磁疗对创伤性疼痛、神经性疼痛、炎性疼痛甚至癌性疼痛都有一定疗效。还可以促进睡眠、延长睡眠时间、缓解肌肉痉挛，还有降压作用。

二、耳压材料的准备

除了上述材料外，还需要准备医用胶布、压丸板、镊子或蚊式弯血管钳、75%酒精、消毒干棉球。

1. 医用胶布

把医用胶布（讲究美观时可选用肉色的胶布）剪成 0.5cm×0.5cm 的小方块，将中药丸或中成药丸、磁珠等放在胶布中央，逐块排列在玻璃器皿或纱布中备用。

2. 压丸板

把药子或磁珠放在长方形的压丸板（可以在医疗器件店买到）的凹窝中，每个凹窝放 1 颗或 2 颗压丸。然后用与压丸板同样宽的胶布，贴在压丸板的上面，铺平押紧，可用刀片沿着已经有的画线割开，即做成每个小方块胶布上都有药丸的备用品。

3. 镊子或蚊式弯血管钳

用于夹取耳压材料。

4. 75%酒精、消毒干棉球

用于消毒和擦拭耳郭。

三、操作流程

1. 探查耳穴

观察耳郭上不同于正常组织的区域或用压痛棒（无压痛棒时可用圆头小木棒或毫针柄代用）在耳郭上寻找敏感点。寻到阳性反应点后按压片刻，是有压痕作为贴压时的标记。

2. 耳郭消毒和脱脂

用 75%的酒精棉球对全耳进行擦洗，一是为了消毒，二是脱去耳郭上的皮脂，以利于胶布贴紧。

3. 贴压耳穴

待耳郭酒精风干后，左手固定耳郭，右手用镊子或蚊式钳夹取有王不留行籽的胶布，对准敏感点贴牢，按压片刻。注意应双耳取穴，若一侧患病，可取患侧耳穴（图 1-24、图 1-25）。

4. 贴压手法

耳穴贴压过后，应使用一定的按压手法使耳穴得到一定刺激，下面介绍几种耳穴按压手法。

（1）对压法：术者用示指和拇指的指腹置于患者耳郭的正面和背面，相对按压贴在耳穴的王不留行籽，直到患者出现沉、重、胀、热、痛、

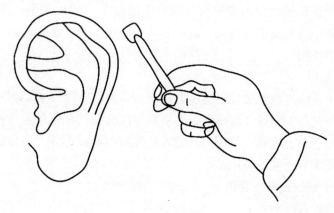

图 1-24　贴压耳穴

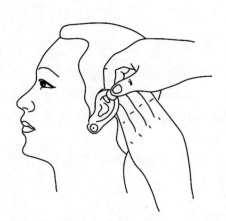

图 1-25　按压贴压物

麻、酸等感觉，术者的示指和拇指可边压边左右移动或做圆周运动，寻找敏感点，找到后持续按压 20~30 秒。全部穴位按照上法按压完毕后，每日可自行按压 3~5 次。本法属于泻法，刺激较强，适用于实证、热证、年轻体壮者，对疼痛和急性炎症性疾病的效果较好。不仅能缓解内脏痉挛性疼痛，而且对躯体各类疼痛及急性炎症有较好的镇痛消炎作用（图 1-26）。

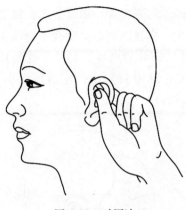

图 1-26　对压法

（2）点压法：以左手或右手示指指尖垂直于耳穴的角度，一压一松，间断按压已贴好的穴位，每次按压间隔约 0.5 秒，反复持续点压，使之产生轻度酸、痛、胀感。点压用力不宜过重，以胀而不剧痛、略感沉重刺痛为宜。每次每穴点压 20~30 下。一般每日点压 3~5 次。本法刺激较轻属补法，适用于虚证、慢性病，体弱久病者（图 1-27）。

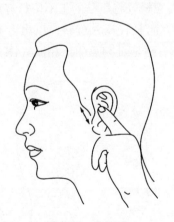

图 1-27　点压法

（3）直压法：术者以指尖垂直按压王不留行籽，至患者产生酸麻胀痛感，持续按压20～30秒。间隔少许，重复按压，每穴按压4～6次。完毕后每日可自行按压2～3次。本法的刺激强度介于对压法和点压法之间，仍属泻法，适用于实证及体质较壮的患者。另外，有些耳穴如交感、艇角、耳中、内生殖器等耳甲艇、耳甲腔穴难以用对压法但又需要用强刺激手法时，多用直压法（图1-28）。

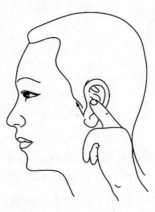

图1-28　直压法

（4）按揉法：用指腹轻轻将压贴的王不留行籽压实贴紧（贴牢不宜损伤皮肤），然后顺时针方向轻轻压丸旋转，以患者有酸胀或胀痛或轻微刺痛为度。本法属于补法，适应证与点压法相同（图1-29）。

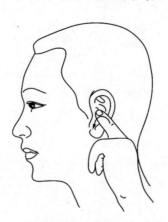

图1-29　按揉法

以上手法刺激的强度根据患者的耐受和疾病的性质而定。儿童、年老体弱、孕妇、神经衰弱和痛觉敏感的患者用轻刺激手法。痛证、热证、急性炎症、体质强壮、耳郭较厚、皮肤粗糙者用强刺激手法，若是痛证患者，直到疼痛减轻或者消失为宜。一般选用中等刺激强度，贴压后耳郭有贴压感为宜，即热、胀、麻、微痛感。

四、贴压疗程

每贴压一次，可放置3~7天，初诊或疼痛患者可放置3~4天，更换穴位，病情好转或巩固疗效可在耳穴上放置5~7天更换1次，贴压期间患者按照上面方法每天自行按压3~5次。每10次为1个疗程，疗程间隔5~7天。

五、贴压注意事项

1. 防止胶布潮湿和污染导致皮肤感染，避免贴压物松脱和皮肤感染。

2. 夏季贴压时，因汗多故不宜贴压时间过长，应勤换。

3. 冬季冻疮及耳郭炎症者不宜贴敷，防止感染。

4. 对氧化锌胶布过敏者，局部出现痒、红或出现皮肤破溃、丘疹，可耳尖放血，贴压风溪、肾上腺穴或者改用其他膏药贴压。

5. 患者自行按摩时，应以按压为主，不要揉搓，以免搓破皮肤造成感染。耳压后有酸、麻、胀、痛、灼热感者效果好。

6. 孕妇贴压耳穴应该用轻刺激，习惯性流产的孕妇应慎用，并避免子宫、盆腔等耳穴贴压。

7. 耳穴贴磁珠，开始不宜过多，一般开始以2~4穴为佳，之后再慢慢增加穴位。

8. 在耳穴贴磁珠的治疗中会产生一些不良反应，如心慌、头晕、恶心等，轻者数分钟至数小时，重者可取下磁珠。

9. 对有些疾病治疗中急性发作的问题，如胆石症、泌尿系结石产生的绞痛，心律失常的急性发作等，要有应急措施。

第六节　耳穴指压法

指压法是指不用任何物品仅用手指在耳穴上按压所取的耳穴或阳性反应点，以达到治疗或预防疾病目的的一种方法。此法可在没有压丸、胶布等材料的情况下应急时使用。例如牙痛时指压牙穴，胃痛时指压胃穴可以暂时缓解疼痛，轻度呃逆时指压耳中穴可以止呃逆。

一、操作方法

首先选择好耳穴和阳性反应点，将拇指指腹置于耳郭的前面，示指指腹置于耳郭的后面，亦可交换拇指和示指的位置。两指的指腹一起用力，紧贴耳穴或阳性反应点，旋转30°~60°，揉按数次，再于阳性反应点或耳穴上用力按压数次，压力应尽量集中在一点上。

二、适应证

耳穴指压法是在旅途中、野外活动等缺乏必要材料的情况下，对一些急性疾病进行临时的应急处理的一种方法，常用于急性疼痛，急性扭伤等。

三、注意事项

指压要有一定的刺激量，如果太小疗效不明显。在不伤害皮肤的前提下重按。两耳交替，轮换按压，每穴2~3分钟，直到症状缓解；当耳穴区皮肤破损时不使用此法；注意修剪指甲，以免损伤皮肤。

第七节　耳压疗法的适应证与禁忌证

一、耳压疗法的适应证

耳压疗法的适应范围比较广，可治疾病甚多，几乎适用于临床各科疾病。

1. 各种疼痛性疾病

止痛是耳穴的主要作用之一。

（1）外伤性疼痛：落枕、扭挫伤、骨折、撞击伤等。

（2）手术后疼痛：瘢痕痛、各种术后伤口痛等。

（3）炎症性疼痛：牙周炎、中耳炎、风湿性关节炎、咽炎、肠炎、胃炎、阑尾炎、胆囊炎等。

（4）神经性疼痛：三叉神经痛、头痛、坐骨神经痛等。

（5）肿瘤性疼痛：肿瘤。

2. 各种炎症性疾病

急性结膜炎、牙周炎、咽喉炎、肠炎、胆囊炎、盆腔炎、腮腺炎等。

3. 变态反应性疾病及结缔组织疾病

过敏性鼻炎、过敏性哮喘、过敏性紫癜、过敏性结肠炎、荨麻疹、风湿热等。

4. 内分泌代谢及泌尿生殖系统等疾病

肥胖症、尿崩症、甲状腺功能亢进、糖尿病等可调节及改善症状，减少用药量。

5. 功能性疾病

心律不齐、高血压、神经衰弱、面肌痉挛、月经不调等。

6. 传染性疾病

流感、疟疾、扁平疣等。

7. 各种慢性疾病

腰腿痛、颈椎病、慢性胆囊炎等。

二、耳压疗法的禁忌证

耳压疗法比较安全，并无绝对的禁忌证，但是在有些情况下要注意以下几个方面。

1. 怀孕 40 天至 3 个月者，不宜用耳压疗法；5 个月后可轻刺激，不宜选用子宫、卵巢、内分泌等穴，有习惯性流产者禁用耳压疗法。

2. 有严重心脏病患者和严重贫血者不宜使用耳压疗法，更不能刺激过强。

3. 外耳患有病症的人，如湿疹、溃疡、冻疮破溃时，不宜耳穴贴压，可先治疗外耳疾患，针刺外耳、肾上腺、耳尖放血，待耳郭皮肤病变治愈后，再行贴压。

第八节 耳压疗法常见反应及处理方法

耳郭有着丰富的神经血管，耳部又是经络之气汇聚之处，刺激耳穴对全身功能的调整是通过多途径多层次的协同作用来实现的，因此可以产生多种多样的反应。但是反应的产生常与患者经络的敏感性、机体的反应性有着密切的关系。常见的反应有以下几种。

一、耳郭反应

贴压耳穴多可以产生痛感并可伴有酸、麻、胀、凉等感觉，按压一定时间后局部甚则整个耳郭可出现充血和热感。上述感觉都属于"得气"反应，这是取得疗效的基础。多数得气后治疗效果较好。个别敏感性患者，刺激耳穴后，耳郭呈现一种弥漫性无菌性的红肿现象，通常无需处理，在停止治疗或休息数日之后可自行消肿。

二、患部反应

刺激耳穴后，相应患部或内脏可自觉有热流、舒适之感觉，有时患部肌肉出现不自主的运动。出现此感觉说明耳穴的调整作用发挥得较充分，效果较好。

三、经络反应

刺激耳穴后，部分患者沿体表十二经脉出现酸、麻、胀、蚁走等感传现象。有的可以直达患部，出现经络放射感应，往往可以达到事半功倍的效果，效果显著。因此，患者可以尝试用意念引导感传的出现。

四、全身反应

刺激耳穴可以影响机体整体的功能，故可以出现某些全身的反应。有的是无法自知的，如体内内环境变化，抵抗力增强，血流改变等，有的患者可以自己体会到，如精力旺盛，胃肠蠕动增强，呼吸功能改善等。即起到了调整"精、气、神"的作用。

五、适应反应

有些患者在长期治疗中，常常出现"耳穴疲劳"，即开始时效果较好，但经过一段时间后出现了疗效停滞不前甚至倒退，这是因为耳穴对刺激产生了适应性，此时疗程需间隔数天或更长时间，经过一段时间间隔后再用这些穴位，疗效又会提高。

六、迟钝反应

少数患者耳郭的病理性敏感点匮乏或无反应。在刺激一段时间后没有"得气"，说明这种患者经络感传不敏感，治疗效果差，不宜用此法。某些危重患者也可出现此种反应，因此对于这种患者耳穴疗法不适合，不应作为首选疗法。

七、连锁反应

用耳穴按压治疗患者某一病症时，往往使其他一些病症同时得到治愈或者缓解。

八、"闪电"反应

在刺激某一耳穴时，患部或内脏某一症状似按电铃式接通线路的感觉，症状即可获得缓解甚至消失。

在治疗中偶尔可能出现一种反作用，即原有症状无改善，反而加剧，这类情况常因治疗中取穴过多，刺激过强，患者的精神紧张等因素诱发，一般属一时性反射性变化，稍加调整和适应后即可消失，大部分患者仍可继续治疗。若这种反应持续出现，则应停止治疗或更换其他刺激方法。

第二章　内科常见病耳压疗法

第一节　感　冒

感冒是由病毒或细菌引起的上呼吸道感染性疾病。男女老幼均易感染，一年四季皆可发病，以冬春寒冷季节多见，气候骤变时发病增多，受寒冷、淋雨等可诱发。中医将感冒分为风寒感冒、风热感冒和暑湿感冒等。

1. 风寒感冒

当气温下降时，饮食不节制、生活缺乏规律、工作过于劳累导致人体的抗病力下降，加上受寒的原因，人们很容易感冒，这种感冒就属于风寒感冒。

【症状】　表现为发热轻或不发热，恶寒怕冷，无汗，头身肢体酸痛，鼻塞声重，流清涕，喉痒咳嗽，痰稀色白，舌淡苔薄，脉浮紧。

【穴位选配】　肺、外鼻、肾上腺、感冒点、咽喉（图2-1）。

【按压方法】　王不留行籽耳压法。耳郭局部用75%酒精消毒，在一块0.5cm×0.5cm的胶布中央放一粒王不留行籽。将其贴于患者相应的耳穴上，嘱患者每天早、中、晚定时按压，以酸、胀为度。双耳交替换贴，每隔3日换一次压丸，5天为一疗程。

2. 风热感冒

通常如果人体过量食用辛辣油腻食物会导致内热聚集，甚至出现便秘、上火等症状，而此时，如果不小心淋雨或着凉，就很容易导致风热感冒。

【症状】　表现为发热较重，微恶风，汗出，头胀痛，鼻塞，流黄涕，咽干或肿痛，口渴，咳嗽痰黄，舌边尖红，苔薄黄，脉浮数。

【穴位选配】　肺、内鼻、额、咽喉、肾上腺（图2-2）。

【按压方法】　王不留行籽耳压法。耳郭局部用75%酒精消毒，在一块

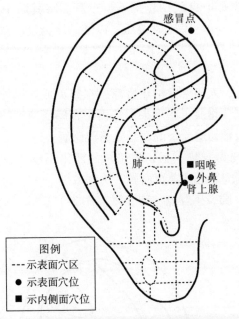

图 2-1 风寒感冒耳压穴位图

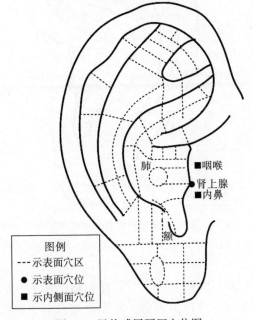

图 2-2 风热感冒耳压穴位图

0.5cm×0.5cm 的胶布中央放一粒王不留行籽。将其贴于患者相应的耳穴上，嘱患者每天早、中、晚定时按压，以酸、胀为度。双耳交替换贴，每隔 3 日换一次压丸，5 天为一疗程。

3. 暑湿感冒

在炎热的夏天，人们常常怕热贪凉，在露天或通风处睡觉，空调下工作，过量食用寒凉食物及生冷瓜果。然而，在感受凉意的同时，身体却受到不好的影响，很容易遭受暑湿而导致暑湿感冒。

【症状】　表现为身热不扬，微恶风，汗出不畅，头昏重胀，肢节酸重，痰黏涕浊，胸闷恶心，苔黄而腻，脉濡数。

【穴位选配】　肺、感冒点、脾、胃（图 2-3）。

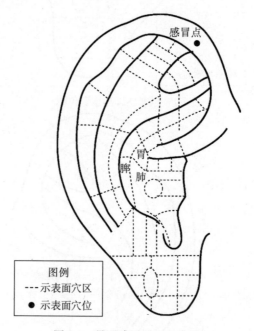

图 2-3　暑湿感冒耳压穴位图

【按压方法】　采用六神丸法。用六神丸粘贴在 0.5cm×0.5cm 的胶布中心，耳郭局部用 75% 酒精消毒后，将中央有六神丸的胶布固定在穴位处。用拇指和示指相对适度按压，每次 3~5 分钟，以酸、胀为度，于晨起、午休、晚睡前各按压 1 次，双耳交替换贴，每隔 3 日换一次压丸，5 天为一疗程。

爱心贴士

（1）白芥子敷贴过久会有发泡作用，如有不适，如发红、疼痛，应取掉贴压的药丸。

（2）耳压疗法对感冒有一定的治疗作用，亦可起到预防的作用。身体虚弱、经常感冒者，可在感冒流行期间取肺、脾、肾三穴贴压来预防。

第二节　咳　嗽

咳嗽是机体对侵入气道病邪的保护性反应，是肺系疾病的主要症状。中医将有声无痰称咳，有痰无声称嗽。临床一般声痰并见，故并称咳嗽。全年均可发病，尤以冬、春季多见。本病在临床上根据发病原因分为外感咳嗽和内伤咳嗽两大类。凡由外感受邪引起的咳嗽，称外感咳嗽。凡由脏腑功能失调引起的咳嗽，称为内伤咳嗽，一般起病较慢，往往有较长的咳嗽病史和其他脏腑失调的症候。外感咳嗽失治或治之不当，日久不愈，易发展为内伤咳嗽。

【症状】

（1）外感咳嗽：咳嗽病程较短，起病急骤，或兼有表证。

1）外感风寒：咳嗽声重，咳痰稀薄色白，鼻塞流涕，咽喉作痒，头痛，恶寒发热，形寒无汗，肢体酸楚。苔薄白，脉浮紧。

2）外感风热：咳嗽气粗，咳痰黏稠、色黄，咽痛，或声音嘶哑，身热头痛，汗出，微恶风。舌尖红，苔薄黄，脉浮数。

（2）内伤咳嗽：咳嗽起病缓慢，病程较长，可兼脏腑功能失调症状。

1）痰湿阻肺：咳嗽痰多、色白，呈泡沫状，易于咳出，胸脘痞闷，腹胀纳差。舌淡苔白腻，脉濡滑。

2）肝火灼肺：气逆咳嗽，阵阵而作，痰少而黏，不易咳吐，引胁作痛，面赤咽干，目赤口苦。舌边尖红，苔薄黄少津，脉弦数。

3）肺阴亏虚：干咳，咳声短，以午后黄昏为剧，少痰，或痰中带血，潮热盗汗，形体消瘦，两颊红赤，神疲乏力。舌红少苔，脉细数。

【穴位选配】 （图2-4）

主穴：肺、大肠、神门、对屏尖。

配穴：咳嗽频繁加下屏尖、内分泌、支气管；痰多加肺、口；发热加耳尖放血；胸闷胁痛加下屏尖；咽喉疼痛加咽喉、扁桃体；鼻塞加外鼻、内鼻；过敏性、刺激性痉咳加耳轮结节、内分泌。

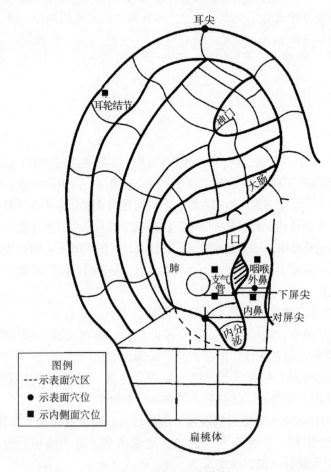

图2-4　咳嗽耳压穴位图

【**按压方法**】　取以上主穴，随症取配穴，探得耳穴最敏感点，用王不留行籽贴压。每日按压5次，每穴2分钟。2~3天更换，一般换1~2次即可，为巩固疗效可换5次。

爱心贴士

（1）耳压疗法对咳嗽治疗具有良好的效果，但若属于细菌感染伴有高热时应采取综合治疗，并可以选用直径小于0.4cm的冰片块进行耳穴贴压。因冰片容易挥发，因此胶布周围要密封，勤更换。

（2）平时注意保暖、避风寒。调适饮食，忌生冷、辛辣之品。嗜烟酒者，应戒绝。

（3）适当参加体育锻炼，增强体质，提高抗病能力。

第三节　支气管炎

支气管炎是指气管、支气管黏膜及其周围组织的慢性非特异性炎症，临床上分为急性支气管炎和慢性支气管炎，一年四季皆可发病，以春冬两季为常见。中医认为急性支气管炎属于"外感咳嗽"范畴，多因外邪袭肺而伴有表证。慢性支气管炎属于"内伤咳嗽""痰饮"范畴，多因脾、肾先病，而累及于肺所致。

【**症状**】　以咳嗽、咳痰为主要症状。

【**穴位选配**】　（图2-5）

主穴：肺、气管、神门、支气管、平喘、肾上腺。

配穴：大肠、脾、肾、交感、内分泌、对屏尖。

【**按压方法**】　取以上主穴，随症取配穴2~3穴，用王不留行籽、六神丸或磁珠贴压为佳。急性加枕、肾上腺；慢性加平喘、大肠、脾、胃、肾、耳尖。每次取一侧耳穴，左右耳交替进行，手法以对压或直压法为主，2~3天1换，5次为1个疗程。

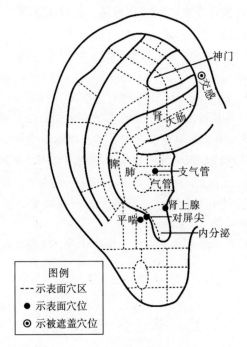

图 2-5　支气管炎耳压穴位图

爱心贴士

（1）适用于治疗支气管炎的穴位很多，要选准敏感点可提高疗效。

（2）耳压疗法对支气管炎的效果是肯定的，尤其对慢性支气管炎，主要通过提高免疫力，增强体质，从而逐步消除和控制炎症，改善全身的状况。

第四节　支气管哮喘

支气管哮喘系外界因素引起的一种支气管反应过度增高，导致气道可逆的痉挛、狭窄的疾病。本病可发于任何年龄，外源性哮喘常有过敏反应，吸入过敏源引起支气管平滑肌痉挛、收缩、黏膜充血、水肿、分泌增加等出现哮喘；内源性哮喘常由于呼吸道感染、寒冷等刺激所诱发。

【症状】　在易感者中，哮喘会引起反复发作的喘息、气促、胸闷和咳嗽等症状，还常常伴有广泛而多变的呼气流速受限。

【穴位选配】　（图 2-6）

主穴：肺、肾、脾、肾上腺、对屏尖、气管、支气管。

配穴：神门、内分泌、交感、风溪、大肠、耳迷根、平喘。

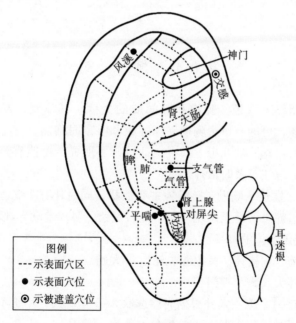

图 2-6　支气管哮喘耳压穴位图

【按压方法】 取以上主穴，配穴选择敏感区域，贴压王不留行籽或白芥子，每次一侧耳穴，两耳交替，2~3 天换贴 1 次，坚持每天自行按压3~4 次，每穴按压 1~3 分钟，以出现酸胀感为宜。10 次为 1 个疗程，休息5~7 天，继续下 1 个疗程。无症状期可选择增加机体抵抗力的耳穴进行贴压。

爱心贴士

(1) 本病是一种顽固性疾病，病程长，易复发，难以速愈。但若及时治疗，治法得当，控制其发作，尚可得到根治。如果日久不愈，频繁发作，且周身浮肿，出现亡阳之候，则预后不良。

(2) 在治疗过程中，尤需避免鱼蟹饮食，烟尘刺激等诱发因素，并进行适当锻炼、调养正气，增强适应能力。

第五节 肺 炎

肺炎是指终末气道，肺泡和肺间质的炎症。其症状：发热，呼吸急促，持久干咳，可能有单边胸痛，深呼吸和咳嗽时胸痛，有小量痰或大量痰，可能含有血丝。幼儿患上肺炎，症状常不明显，可能有轻微咳嗽或完全没有咳嗽。应注意及时治疗。

【症状】 发热、咳嗽、咳痰为主要症状，同时伴有头痛、疲乏、全身肌肉酸痛；重症患者甚至出现气急、嘴唇发紫、鼻翼翕动等缺氧症状。

【穴位选配】 （图 2-7）

主穴：肺、扁桃体、肾上腺、轮$_{1~6}$、大肠。

配穴：耳尖、胸、神门。

【按压方法】 取主穴并根据病症选取 2~3 个配穴，用王不留行籽或磁珠贴压，采用对压法或直压法强刺激，每次一侧耳穴，隔 2~3 天换 1 次，两耳交替使用。每日按压不少于 4 次，每穴按压 1~3 分钟，以出现酸胀感为宜。

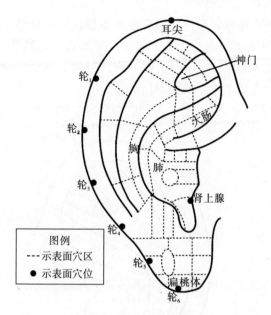

图 2-7　肺炎耳压穴位图

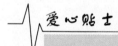

耳压疗法对肺炎主要起辅助治疗作用，改善症状较明显。

第六节　肺　结　核

　　肺结核是由结核杆菌引起的慢性肺部传染病，常在机体抵抗力低下的时候发病，多呈慢性过程。少数可急起发病，出现咳嗽、咳痰、痰中带血、午后潮热、周身乏力等症状。临床将初次感染而在肺内发生的病变称为原发性肺结核。发生于曾受过结核菌感染的成年人，人体对结核菌具有免疫能力和过敏性反应，病灶局限，容易发生干酪样坏死和形成空洞，称为继发性肺结核。

　　肺结核属中医学"肺痨"范畴，又称"传尸""劳嗽"等。主要因体质虚弱，痨虫侵袭肺部，病位在肺，后期多发展为肺、脾、肾三脏同病，阴损及阳，终至阴阳两虚。

　　【症状】　本病一般发病缓慢，逐渐加重，偶有急骤发病，很快恶化者。一般初起微有咳嗽，疲倦乏力，食欲不振，午后发热，偶或痰中夹有少量血丝。继则咳嗽加剧，干咳少痰，口干多饮，潮热颧红，或有形寒，时时咳血，甚则大量咯血，盗汗失眠，胸部闷痛，逐渐消瘦，终至大骨枯槁，大肉陷下，发焦毛耸、肌肤甲错等。

【穴位选配】 肺、脾、肾、神门、内分泌（图 2-8）。

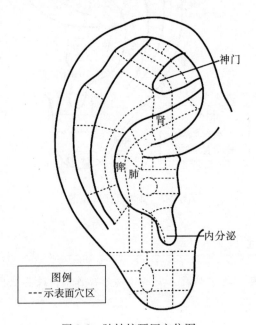

图 2-8 肺结核耳压穴位图

【按压方法】 取全部主穴，以王不留行籽贴压，用揉按法，揉按药丸 1~2 分钟，每日 2 次，每 2 日更换药丸 1 次。

爱心贴士

（1）耳压疗法对肺结核主要起辅助治疗作用，改善症状较明显。

（2）肺结核的预后，主要决定于自身体质的强弱，故在综合治疗的同时，尤应加强自身的调养，保持乐观情绪，禁恼怒，远房事，忌辛辣，戒烟酒，生活规律化，以增强抗病能力。

第七节 呃 逆

呃逆又称打嗝。呃逆可单独发生，其症轻微，也可继发于其他急慢性疾病。其病因多与胃、肠、腹膜、纵隔、食管的疾病有关，不良精神因素、寒冷刺激或饮食不当常为诱发因素。

【**症状**】 患者自觉胸闷气逆，喉间呃逆连声，声短而频，不可自制，甚至妨碍说话、咀嚼、呼吸和睡眠，间隙时间不定。

【**穴位选配**】 膈、胃、肝、耳迷根、脾、肾上腺、神门、交感、皮质下（图 2-9）。

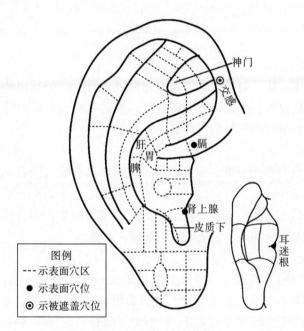

图 2-9 呃逆耳压穴位图

【**按压方法**】 选择 3~4 个敏感的穴位进行贴压，两侧耳穴交替使用，每隔 3~4 天交换 1 次。发作时进行按压，直到症状消失为止。缓解期间，坚持每天自行按压 3~4 次，以出现酸胀感为宜。10 次为 1 个疗程，休息 5~7 天，继续下 1 个疗程。

❤️ 爱心贴士

（1）当呃逆发作时，快速选定耳穴，贴压压丸后持续刺激，可以提高疗效。

（2）应注意饮食摄入，以易消化之稀软食物为主。宜少食多餐，忌辛辣厚味、煎炸等物，进食不宜冷热不均，保持情志舒畅，不急不躁。

第八节　呕　　吐

呕吐是指人体反射性地将胃内容物经过食管、口腔排出体外。中医认为呕吐主要是胃失和降，胃气上逆所致。根据呕吐发作时的特点不同可分为饮食停滞型呕吐和肝气犯胃型呕吐。

【症状】

（1）饮食停滞型呕吐：呕吐酸腐，脘腹胀满，嗳气厌食，得食则呕吐愈甚，吐后反舒服，伴有大便气味臭秽，舌淡红，苔厚腻，脉滑实。

（2）肝气犯胃型呕吐：呕吐吞酸，嗳气频繁发作，胸胁胀满，烦闷不舒，每因情志不遂加重，舌边红，苔薄腻，脉弦。

【穴位选配】 胃、肝、交感、脾、贲门、枕、皮质下（图 2-10）。

【按压方法】 选取 3~4 个敏感穴位用王不留行籽进行贴压，每次贴压一侧耳穴，隔 1~2 天换压另一侧耳穴。采用对压法进行强刺激，直至症状缓解，在呕吐前进行按压效果好。缓解期，每日自行按压 3~4 次，每穴按压 1~3 分钟，以出现酸胀感为宜。10 次为 1 个疗程，休息 5~7 天，继续下 1 个疗程。

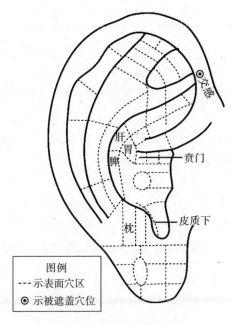

图 2-10　呕吐耳压穴位图

爱心贴士

（1）当呕吐症状发生的时候，可以立即贴压耳穴，持续不断地刺激，可以帮助缓解症状，但是不要过度用力，以免损伤皮肤。

（2）呕吐预防特别要注意饮食的调节，避食辛辣、生冷、粗硬食物，禁烟、浓茶和烈酒。以食清淡易消化食物为宜，且应少食多餐。还要注意精神调养，保持心情舒畅、避免肝气犯胃，食药时，宜少量频服，以减少胃之负担，使之逐渐得到药力，并可根据病者喜恶，或热饮或冷服。

第九节 腹 痛

腹痛是指胃脘以下，耻骨毛际以上的部位发生疼痛为主要表现的病症。作为一个症状，可发生于胃肠痉挛，胃肠功能紊乱，消化不良等多种疾病中。虽然腹痛的病因很多，但最常见的为外感风寒，邪入腹中；或暴饮暴食，脾胃运化无权；或过食生冷，进食不洁；或脾胃阳气虚弱，气血产生不足，经脉脏腑失其温养。根据病因及发作时特点的不同，一般分为湿热壅滞、虚寒腹痛及肝气郁滞三型。

1. 湿热壅滞

【症状】 腹部胀痛，拒按，大便秘结，或泄后不爽，伴有胸闷不舒，烦渴引饮，身热自汗，小便短赤，舌红，苔黄燥或黄腻，脉滑数。

【穴位选配】 三焦、腹、大肠、脾、小肠（图 2-11）。

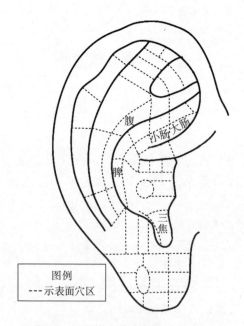

图 2-11 湿热壅滞腹痛耳压穴位图

【按压方法】　贴磁珠法。用75%的酒精棉球或棉签消毒耳穴，待干，以左手托住耳郭，右手用镊子将贴磁珠的胶布对准穴位贴上。嘱患者每日自行按压3~4次，每穴按压3~5分钟。按压强度以患者耐受为度，一般可产生酸、麻、胀、痛、热等感觉。贴丸一般保留3~5天，5天为1个疗程。

2. 虚寒腹痛

【症状】　腹痛绵绵，时作时止，喜热恶冷，痛时喜按，饥饿时或劳累后加重，得食休息后减轻，精神疲倦，四肢乏力、发冷，气短，不想说话，怕冷，食欲差，面色无华，大便质稀薄，舌淡，苔薄白，脉沉细。

【穴位选配】　交感、三焦、口、艇中（图2-12）。

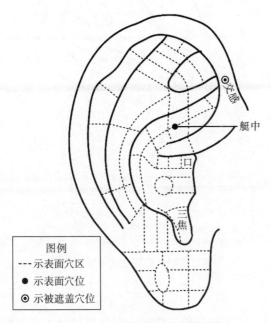

图2-12　虚寒腹痛耳压穴位图

【按压方法】　贴磁珠法。用75%的酒精棉球或棉签消毒耳穴，待干，以左手托住耳郭，右手用镊子将贴磁珠的胶布对准穴位贴上。嘱患者每日自行按压3~4次，每穴按压3~5分钟。按压强度以患者耐受为度，一

般可产生酸、麻、胀、痛、热等感觉。贴丸一般保留 3~5 天，5 天为 1
个疗程。

3. 肝气郁滞

【症状】 脘腹疼痛，胀满不舒，两胁下胀痛，常痛引腹部两侧，时好
时差，嗳气或矢气后则自觉舒服，遇忧思恼怒则疼痛加剧，舌边红，苔薄
白或微黄，脉弦。

【穴位选配】 肝、胰胆、神门、心、艇中（图 2-13）。

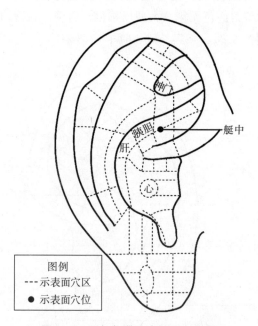

图 2-13 肝气郁滞腹痛耳压穴位图

【按压方法】 王不留行籽耳压法。耳郭局部用 75%酒精消毒，在一块
0.5cm×0.5cm 的胶布中央放一粒王不留行籽，将其贴于患者相应的耳穴
上，嘱患者每天早、中、晚定时按压，以酸、麻、胀、痛为度。双耳交替
换贴，隔日贴压 1 次，5 天为 1 个疗程。

爱心贴士

（1）腹痛由不同原因引起，除以上选穴外，还要根据疾病类型增加配穴，例如输尿管结石要加配膀胱、肾、输尿管。

（2）上耳背、中耳背、耳背脾及其他穴位面积比较大的，可以寻找敏感点或者多贴几个药丸。

（3）注意饮食得当，切忌酒辣、燥热、生冷、不洁食物，要根据不同情况调整饮食。

（4）要注意冷暖变化增减衣服。

（5）保持心情愉快，避免刺激、适当参加体育锻炼增强体质。

第十节　腹　泻

腹泻有急、慢性之分。急性腹泻多为外感与食伤引起，并伴有发热、恶寒等全身症状，多属实证；慢性腹泻多为脾肾不足导致，且反复发作、缠绵难愈，多为虚证。

【**症状**】　主要症状是大便次数增多，粪质稀薄如糜，甚至如浆水样。

【**穴位选配**】　（图2-14）

急性腹泻：大肠、小肠、胃、脾、交感、三焦。

慢性肠炎和慢性结肠炎：大肠、小肠、脾、神门。

过敏性肠炎、结肠炎：肾上腺、风溪、结肠、小肠、交感、神门。

吸收功能障碍：脾、胃、肾、小肠、肺、皮质下、胰胆。

肠神经症：心、肾、小肠、缘中、胃、神门。

【**按压方法**】　根据不同病症选取相应穴位进行贴压耳穴疗法。急性腹泻和实证采取强刺激的对压手法，虚证腹泻采用弱刺激的点压法或按摩法。过敏性肠炎、结肠炎便次多且带黏液血便者加耳迷根、肝、脾穴；肠神经症伴有失眠、头晕后病情加重者加神经丛点、失眠点、枕，食少乏力者加胰胆、三焦，黏液便加结肠、耳迷根、交感。湿泄加三焦、耳背脾。

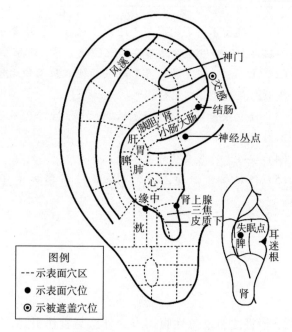

图 2-14　腹泻耳压穴位图

　　每次贴压一侧耳穴，隔 1~2 天换压另一侧耳穴，每日自行按压 3~4 次，每穴按压 1~3 分钟出现酸胀感为宜。10 次为 1 个疗程，休息 5~7 天，继续下 1 个疗程。

爱心贴士

　　（1）耳压后不要吃生冷瓜果，饮食宜清淡，忌吃肥甘厚味的食物，以免加重腹泻。
　　（2）若急性胃肠炎或溃疡性结肠炎等因腹泻频繁而出现脱水现象者，应配合输液等综合疗法。

第十一节　腹　胀

腹胀一般是吃进去会产气的食物（如豆类、奶类、酒、碳酸饮料等）过多，或是暴饮暴食又遇寒邪引起的。轻度腹胀一般不需要特殊治疗，但遇到持续不能缓解的严重腹胀时，应引起足够重视。

【症状】　腹胀以腹部胀满，不适为特征。常伴有嗳气、矢气等令人尴尬的症状。

【穴位选配】　（图 2-15）

主穴：角窝中、内分泌。

配穴：肝、脾、大肠、小肠、肾、三焦。

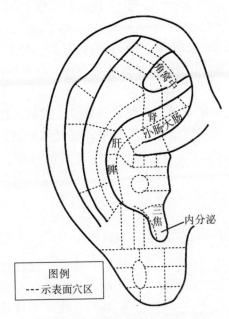

图 2-15　腹胀耳压穴位图

【按压方法】　取以上主穴，依症加配穴若干。若肝脾不和则加贴肝、脾、大肠穴；若脾肾阳虚则加贴脾、肾、三焦穴；若饮食积滞则加大肠、小肠等穴。

用王不留行籽贴压，并以拇指中等力度揉捏药丸 3~5 分钟，每日 2~3 次，药丸每 2 天更换 1 次。

爱心贴士

（1）患者应注意调整饮食，宜细软，易消化，宜少食或暂时禁食，以利于腹胀之消除。

（2）另外要避免各种精神刺激，保持心情平和，以利气机调畅。

第十二节 便 秘

便秘是由于大肠运动缓慢，水分被吸收过多，粪便干燥坚硬，滞留肠腔，艰涩难下，不易排出体外。中医认为本病是各种原因引起大肠传导功能失常所致。

【症状】 大便秘结不通，排便时间延长，或欲大便而艰涩不畅为特征。若便秘溲赤，面红腹胀，心烦纳呆，嗳气则舒者，为胃肠积热；若大便不畅，努责汗出，气短，面色无华，头晕目眩，心悸者，为气血不足。

【穴位选配】（图 2-16）

主穴：直肠、三焦、脾、皮质下、便秘点。

配穴：肺、耳尖、肾、内分泌、胰胆。

【按压方法】 主穴全取，配穴依症状选取。虚证便秘采用轻柔按摩法，实证采取对压手法强刺激。邪热壅滞大肠者（口臭、烦热、粪质干燥）加肺；脾肾阳虚者（多见老人、病后体虚、便质软、无热象，但排便无力）加肺、脾、皮质下；血虚阴亏，肠道失润者加肾、内分泌、胰胆。

每次一侧耳穴，隔 2~3 天换压另一侧穴，坚持每日自行按压不少于 3 次，每穴按压 1~3 分钟，以出现酸胀感为宜。10 次为 1 个疗程，休息 5~7 天，继续下 1 个疗程。

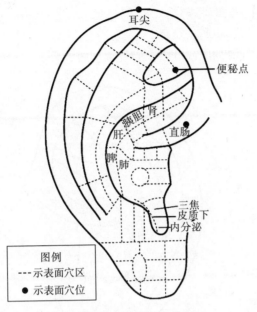

图 2-16　便秘耳压穴位图

爱心贴士

（1）注意饮食调整，多吃蔬菜、水果及富含纤维素的食物。

（2）避免久坐不动，常做腹肌运动，促进肠蠕动，适当参加体育锻炼，养成定时排便的习惯。

（3）心脏病、高血压患者，应尽量先采用其他方法缓解病情。

第十三节　食欲不振

食欲不振，就是说没有想吃东西的欲望。导致食欲不振的原因有很多，如疲劳或紧张、过食、过饮、运动量不足、慢性便秘等。

【**症状**】　没有食欲、不想进食。

【穴位选配】 （图 2-17）

主穴：脾、胃、小肠、交感。

配穴：肝郁气滞加肝或肝阳；中气虚加腹、肾。

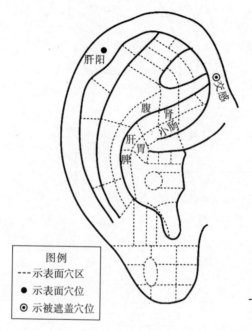

图 2-17　食欲不振耳压穴位图

【按压方法】 取以上主穴，随症取配穴，探得耳穴敏感点，用王不留行籽贴压。每天按压 2~3 次，每次 1~3 分钟。双耳或单耳交替使用，每 2~3 天换 1 次。

爱心贴士

　　（1）合理调配食物，平时应多吃粗粮，忌食肥腻不易消化的食物，不偏食、挑食。

　　（2）避免睡前饱食或晚餐过饱，否则将使胃肠负担加重，胃液分泌紊乱，易出现食欲下降。

第十四节　胃　痛

胃痛就是胃脘部位的疼痛，引起胃痛的因素多种多样，例如脾胃虚寒的患者会出现呕吐清水的情况；而因为外感引起的胃痛，可能会出现喜暖恶寒的情况；肝胆不适引起的胃痛多是胀痛，可能会伴有胁痛。所以说胃痛的原因是多方面的，治疗也需要根据胃痛的原因来确定。但是胃痛最主要的原因还是三个方面，饮食不当，情绪波动和疲劳过度。所以多注意这些方面有助于胃痛的治疗。

【症状】　临床表现以胃脘部疼痛，痛可牵连肩背或兼见胸脘痞闷，恶心呕吐等症为特征。若胃痛暴作，恶寒喜暖，脉弦紧者，则为寒邪犯胃；若脘腹胀痛，嗳腐吞酸，吐后痛减者，为饮食停滞；若胃脘攻撑作痛，痛连胁肋，每因情志因素而作痛者，为肝气犯胃；若胃脘灼痛，烦躁不安，口干口苦，瘀血停滞，胃脘针刺疼痛，痛有定处而拒按，吐血便黑，脉涩者，为肝胃郁热；若胃痛隐隐，口燥咽干，大便干结，舌红少津，脉细数者，为胃阴亏虚；若胃痛隐隐，喜温喜按，得食痛减，泛吐清水，纳差便溏，脉虚弱或迟缓者，为脾胃虚寒。

【穴位选配】　（图 2-18）

主穴：胃、脾、交感、神门、皮质下。

配穴：肝、大肠、小肠、心、肾。

【按压方法】　耳郭局部用 75% 的乙醇消毒。在每块 0.5cm×0.5cm 的胶布中央放 1 粒王不留行籽。将胶布固定在相应的穴位处。拇指和示指相对适度按压，每穴按压 1~3 分钟，以酸胀为度。晨起、午休、晚睡前各按压 1 次，以酸胀为度。

每隔 2~3 天更换 1 次，左、右耳交替，5 次为 1 个疗程。虚证 10 次为 1 个疗程，休息 5~7 天，继续下 1 个疗程。

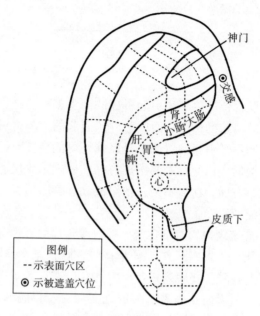

图 2-18　胃痛耳压穴位图

爱心贴士

（1）日常起居有规律，饮食宜清淡，少食多餐，忌生冷、油腻和辛辣食物。

（2）注意腹部保暖，避免感受风寒。

第十五节　慢性胃炎

慢性胃炎是不良饮食习惯、长期忧思恼怒、烟酒或某些药物长期刺激的原因而造成的胃黏膜慢性炎症或萎缩性病变。

【症状】　进食后有饱胀感、嗳气，还伴有食欲减退、恶心、呕吐等症状。

【穴位选配】　（图 2-19）

主穴：胃、脾、神门、皮质下。

配穴：交感、胰胆、内分泌、肝、艇中、三焦。

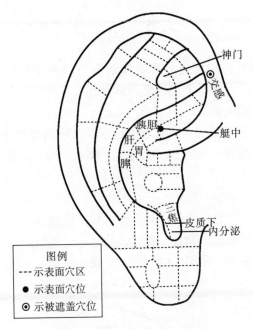

图 2-19　慢性胃炎耳压穴位图

【按压方法】 取主穴并随症选取配穴。浅表性胃炎取交感；萎缩性、胆汁反流性胃炎取胰胆、内分泌；腹胀痛甚、嗳气反酸者取肝、艇中、三焦；疼痛剧烈者取神门。

急性胃炎多为实证，采取对压手法，用强刺激；慢性胃炎多为虚证，采取点压或按摩手法弱刺激。每隔 2~3 天换压另一侧耳穴，坚持每天自行按压 3~4 次，每穴按压 1~3 分钟，以出现酸胀感为宜。10 次为 1 个疗程，休息 5~7 天，继续下 1 个疗程。

爱心贴士

（1）平日注意调节情志，起居。
（2）饮食应有规律，少食多餐，以清淡为主，忌辛辣、油腻。

第十六节　消化性溃疡

消化性溃疡是指胃肠道与胃液接触部位的慢性溃疡。当舌面光滑如镜、没有舌苔时，一般是消化性溃疡的前兆。它与不良饮食习惯、长期大量吸烟等有很大的关系。

【症状】　轻者可无症状；重者以长期性、周期性和节律性中上腹痛为主，同时可伴有唾液分泌增多、反胃、吐酸水、嗳气、恶心、呕吐及失眠等症状。

【穴位选配】　（图 2-20）

胃溃疡主穴：交感、神门、肺、脾、胃、皮质下。

十二指肠溃疡主穴：交感、神门、肺、十二指肠。

配穴：肝、三焦、胰胆、内分泌、小肠、脾。

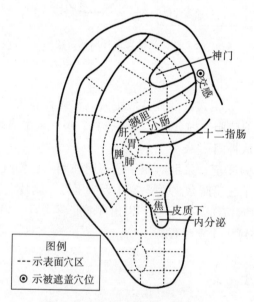

图 2-20　消化性溃疡耳压穴位图

【按压方法】　取主穴，依症状选取配穴。肝胃不和加肝、三焦；胃阴不足加胰胆、内分泌；消化吸收功能差加胰胆、小肠；腹胀加脾、三焦。胃、脾、胰胆、肺用轻柔按摩轻刺激补法，其余穴位用对压强刺激手法。因为疼痛具有节律性，在进行按压耳穴时最好在每次疼痛前或刚开始，效果较好，耳压同时患者细心体会胃部感觉，一直按压至疼痛缓解或消失。

每次压一侧耳穴，每隔 2~3 天换压另一侧耳穴，每日自行按压不少于 3 次，每穴按压 1~3 分钟，出现酸胀感为宜。10 次为 1 个疗程，休息 5~7 天，继续下 1 个疗程。

爱心贴士

(1) 忌生冷辛辣食物，少食油腻，饮食节制而有规律。
(2) 多进行户外运动，加强体质。

第十七节　胃　下　垂

胃下垂是指胃由牛角形变成鱼钩形垂向腹腔下部至生理最低线以下的位置，多因长期饮食失节，或劳累过度，致中气下陷，升降失常所致。

【症状】　主要表现为食欲减退、饭后腹胀等消化系统症状。患者感到腹胀、恶心、嗳气、胃痛，偶有便秘、腹泻，成交替性腹泻及便秘。胃下垂患者多为瘦长体型，可伴有眩晕、乏力、直立性低血压、昏厥、体乏无力、食欲差、头晕、心悸等症状。

【穴位选配】　脾、胃、肺、神门（图 2-21）。

【按压方法】　取以上主穴，用王不留行籽贴压，行点压手法。中弱刺激为佳，每次取一侧耳穴，左右耳交替，药丸 2 日换 1 次。

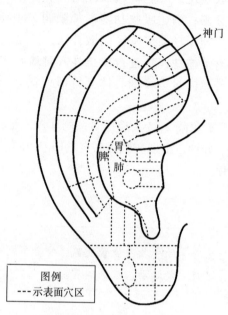

图 2-21 胃下垂耳压穴位图

爱心贴士

（1）避免暴饮暴食，应少食多餐，注意营养。进餐后 1 小时内应平躺 30 分钟，不可进行远行、跑步、跳跃等运动。

（2）卧床宜头低脚高，可以在床脚下垫高两块砖头。

（3）尽量减少房事次数。

（4）增强体质锻炼，适当进行腹肌锻炼。

第十八节 胃 肠 炎

急性胃肠炎是暴饮暴食或摄入含有细菌、毒素的食物而引起的胃肠道急性炎症，多发于夏秋季节。本病属于中医"泄泻""呕吐""霍乱"的范畴。多系饮食不节或风寒暑湿之邪客于胃肠，使气机不和，胃肠运化传导功能失常所致。

【症状】 起病急骤，临床以呕吐、腹泻及阵发性腹痛为主要特征，严重者可出现水和电解质紊乱及酸碱平衡失调。

【穴位选配】 （图 2-22）

主穴：胃、大肠、脾、交感、神门。

配穴：皮质下、直肠、小肠、耳尖。

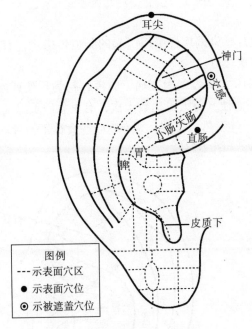

图 2-22 胃肠炎耳压穴位图

【按压方法】 取所有主穴，随证选取配穴 2~3 个，用对压或直压手法。病势缓、病情轻的患者可取一侧耳穴，1~2 天 1 换。急性发作、病势较急的患者双耳同取，用强刺激的手法按揉耳穴。两耳交替进行，隔日 1 次。

爱心贴士

（1）平时要调节饮食。

（2）术前要饮用少量温水，不能进食，术中嘱患者不要紧张，尽量放松以免病发，术后要休息一会，方能行动。

第十九节　细菌性痢疾

细菌性痢疾是感染痢疾杆菌而引起的肠道传染病，有急性细菌性痢疾和慢性细菌性痢疾之分。

【症状】　临床主要表现为腹痛、腹泻，初为稀便或水样便，粪量少，经 1~3 天转为脓血便，每天可达数十次，有里急后重感（肛门急胀，总有排解不净之感）。伴发热、畏寒、恶心呕吐、食欲不振等。

【穴位选配】　（图 2-23）

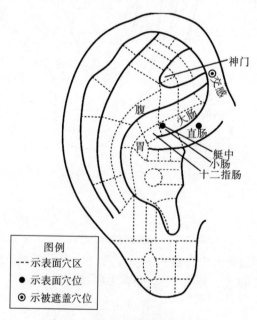

图 2-23　细菌性痢疾耳压穴位图

主穴：交感、大肠、小肠。

配穴：神门、艇中、直肠、胃、十二指肠、腹。

【按压方法】 主穴全选，按照症状和穴位敏感度选取配穴，急性患者用强刺激手法，按压直至症状缓解，腹痛剧烈加神门、艇中。

两耳交替使用，每间隔2~3天换1次，每天自行按压3~4次，每穴按压1~3分钟，以出现酸胀感为宜。

爱心贴士

　　患者要注意饮食卫生，不食不洁及变质之物。饮食应有节，不宜过量饮酒，过食肥甘、生冷。顺应四季变化，注意寒温调摄。发病后可配合药物治疗。

第二十节 肝　炎

肝炎是肝脏炎症的统称，有病毒性和药物性之分。病毒性肝炎由于感染病毒的不同，可分为甲、乙、丙、丁、戊等型。通常是指由多种致病因素如病毒、细菌、寄生虫、化学毒物、药物、酒精、自身免疫因素等使肝脏细胞受到破坏，肝脏的功能受到损害，引起身体一系列不适症状以及肝功能指标的异常。

【症状】 不同病因的肝炎临床表现各异，常见症状包括：胁部胀闷不适、疼痛、黄疸、食欲减退、腹胀、厌油腻食物、恶心、呕吐、易疲倦。

【穴位选配】 （图2-24）

主穴：肝、胃、肝阳、皮质下、耳中。

配穴：胰胆、脾、肝炎点、内分泌、三焦。

【按压方法】 取所有主穴，选1~2个配穴，用王不留行籽或磁珠进行贴压。每次取一侧耳穴，3~5天换1次，两耳交替进行，10次为1个疗程，休息5~7天，继续下1个疗程。

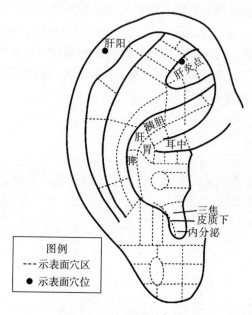

图 2-24　肝炎耳压穴位图

♥ 爱心贴士

　　患病及治疗期间，特别要注意禁忌房事，并应适当地休息和加强营养。

第二十一节　胆　囊　炎

　　胆囊炎系感染、胆汁刺激、胰液向胆道反流以及胆红素和类脂质代谢失调等所引起的胆囊炎性疾病。胆囊炎又可分为急性胆囊炎和慢性胆囊炎。是胆道系统感染性炎症的一种。本病多见于 35~55 岁的中年人，女性发病较男性为多，尤多见于肥胖且多次妊娠的妇女。

【症状】 急性胆囊炎的典型表现为急性发作的右上腹持续或阵发性绞痛，可向右角放射，胆囊区压痛或反跳痛，肌紧张，发热，恶心呕吐，或有黄疸及血白细胞增多；而慢性胆囊炎表现为反复发作且轻重不一的腹胀，右上腹及上腹不适或疼痛，常放射至右肩背，伴嗳气泛酸等消化不良症状，进油腻食物症状加剧。

【穴位选配】 （图 2-25）

急性胆囊炎：胰胆、肝、肾上腺、口、交感、神门。

慢性胆囊炎：交感、耳中、胰胆、脾、胃、内分泌。

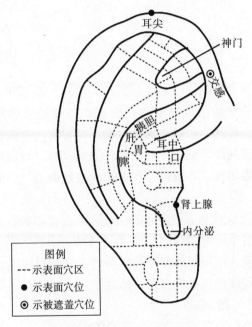

图 2-25　胆囊炎耳压穴位图

【按压方法】 根据不同的病型选取相应的敏感点进行贴压，急性胆囊炎宜用强刺激的对压手法。慢性胆囊炎宜用轻刺激点压法或按摩法刺激耳穴。绞痛发作时，可行耳尖放血。

急性胆囊炎每日按压 1 次，慢性胆囊炎每隔 2~3 天换压另一侧耳穴。坚持每日自行按压不能少于 3 次，每次按压 1~3 分钟，以出现酸胀感为宜。10 次为 1 个疗程，休息 5~7 天，继续下 1 个疗程。

爱心贴士

（1）日常饮食节制有度，忌暴饮暴食，避免食油腻和不易消化的食物。

（2）若出现严重病情，应送往医院进行药物治疗，痊愈后可再用耳压疗法加强保健。

第二十二节 冠 心 病

冠心病是冠状动脉粥样硬化性心脏病的简称，是冠状动脉发生粥样硬化病变，使冠状动脉狭窄或闭塞，影响冠状动脉血液循环，引起心肌缺血、缺氧的一种心脏病。心脏在不停跳动，需要有大量的能量源源不断地供应，而其所需要的能量和氧气都来自于冠状动脉。可以想象，如果冠状动脉发生狭窄或者闭塞，心肌得不到所需的血液和氧气，必然会发生损伤甚至坏死。

【症状】 主要症状为心绞痛、心肌梗死、心律不齐、心力衰竭、心脏扩大等。本病多发生于 40 岁以上，男性多于女性，脑力劳动者多见。发病最初表现为心绞痛，即短暂的发作性的胸骨后针刺样疼痛，发展到心肌梗死可出现胸骨后持续性压迫性疼痛、休克等。

【穴位选配】 （图 2-26）

主穴：心、小肠、交感、皮质下、心脏点。

配穴：胸、肝、神门、内分泌。

【按压方法】 在主穴和配穴中找敏感点，用点压法，每次一侧耳穴，2~3 天交换 1 次，坚持每日自行按压 3 次以上，每穴按压 1~3 分钟，以出现酸胀感为宜。每隔 2~3 天交换 1 次，10 次为 1 个疗程，休息 5~7 天，继续下 1 个疗程。

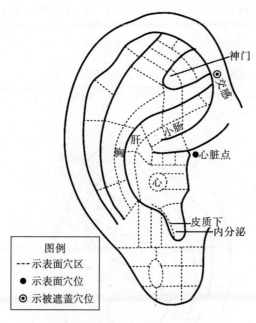

神门

交感

小肠

肝

胸

心脏点

心

皮质下

内分泌

图例
---示表面穴区
● 示表面穴位
◎ 示被遮盖穴位

图 2-26 冠心病耳压穴位图

爱心贴士

　　本症患者应保持情绪稳定，避免情志过于激动或劳累。平时饮食宜清淡，忌厚味烟酒。

第二十三节 心律失常

　　心律失常是指心律起源部位、心搏频率与节律、冲动传导等任何一项异常，而产生的一种临床表现。常见有窦性心动过速、窦性心动过缓、病窦综合征、期前收缩、阵发性室上性心动过速、阵发性室性心动过速、心房扑动、心房颤动、房室传导阻滞、心室内传导阻滞等多种疾病。

【**症状**】 本症多表现为阵发性，随情绪变化或劳累后发作，突现心悸、气短、面色㿠白、倦怠乏力、脉结代，重则胸痛、胸闷、爪甲唇舌紫暗等。

【**穴位选配**】 （图 2-27）

主穴：心、小肠、皮质下、心脏点、神门、交感。

配穴：内分泌、耳背沟、降压点、肾、皮质下、脾。

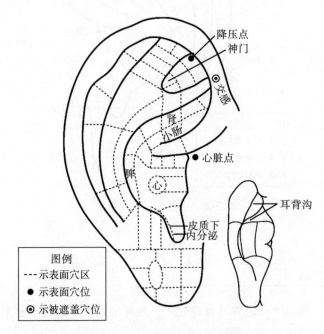

图 2-27 心律失常耳压穴位图

【**按压方法**】 主穴选取 3~4 个敏感穴位，随症选取配穴。心率快的患者用对压或直压法，心率慢的患者用点压或按摩法。内分泌紊乱者加内分泌；高血压加耳背沟，降压点；神经衰弱加肾、皮质下、脾。

每次贴压一侧耳穴，2~3 天后换压另一侧，坚持每日自行按压 3 次以上，每穴按压 1~3 分钟，以出现酸胀感为宜。每隔 2~3 天交换 1 次，10 次为 1 个疗程，休息 5~7 天，继续下 1 个疗程。

爱心贴士

（1）患者在治疗同时应注意调和情志，回避忧思、恼怒、惊恐等刺激，保持恬静心态。

（2）饮食以高蛋白食物及水果、蔬菜为主，烟酒应节制。

第二十四节　心　绞　痛

心绞痛是心肌急剧、暂时的缺血缺氧所引起的临床症状，是冠状动脉供血不足所致，是中老年人常见的心血管疾病。多是胸骨后心前区突然出现持续性疼痛、憋闷感，疼痛常放射到左肩。

【症状】　心绞痛症状多表现为压榨性疼痛、闷胀性或窒息性疼痛、咽喉部有紧缩感，也有些患者仅有胸闷。严重者偶伴有濒死的恐惧感觉，往往迫使患者立即停止活动，伴有出冷汗。

【穴位选配】　（图 2-28）

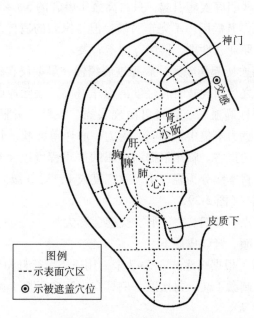

图 2-28　心绞痛耳压穴位图

主穴：心、小肠、皮质下、肾、交感。

配穴：心悸怔忡者加神门，痛甚者加胸；气虚加脾；血虚加肝；痰浊加脾、肺。

【按压方法】　每次选用 3~5 个耳穴，探得耳穴敏感点，用王不留行籽贴压。每日或隔日 1 次。

爱心贴士

若为急性发病者要先急救采取药物治疗，在缓解期内方可采用耳压疗法。

第二十五节　高　血　压

动脉血压高于正常叫作高血压，高血压分为原发性与继发性两种。继发性高血压由某些明确疾病引起，只占高血压患者的 5%~10%；原发性高血压占 90% 以上，其病因尚不完全明确，但与家族的遗传及吸烟、食盐过多等不良习惯和职业、性别、情绪等因素有关。

【症状】　高血压起病隐匿、病程进展缓慢，早期仅在精神紧张、情绪波动或过度劳累之后出现暂时和轻度的血压升高，去除原因或休息后可以恢复，称为波动性高血压。患者可出现头痛、头晕、头胀、耳鸣、眼花、失眠、健忘、注意力不集中、胸闷、乏力、心悸等症状。长期的高血压易并发心、脑、肾的损害。临床根据高血压的严重程度以及对心、脑、肾器官损害的程度，将本病分为轻、中、重三度或 1、2、3 级。

【穴位选配】　（图 2-29）

主穴：降压点、神门、心、肝、交感、耳尖。

配穴：枕、额、肾、皮质下。

【按压方法】　根据病症选穴 5~7 个，用王不留行籽贴压耳穴。手法多用对压或直压强刺激手法。每次取一侧耳穴，2~3 天换 1 次，10 次为 1 个疗程，休息 5~7 天。

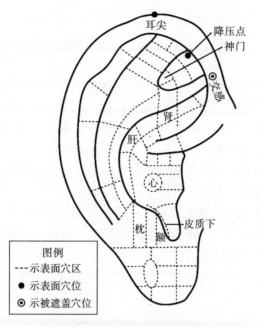

图 2-29　高血压耳压穴位图

爱心贴士

（1）耳穴贴完后一定要按压，按压的力度要大，但也应根据患者病情、耐受情况等进行调整，不可损伤局部皮肤。

（2）要严格消毒，以防感染。夏季可1天更换1次，避免穴位局部潮湿。

（3）耳压疗法对Ⅰ、Ⅱ期高血压病有较好的疗效，且稳定；对Ⅲ期患者疗效差，且不稳定。出现高血压危象时则应积极抢救，慎用耳压治疗。

（4）凡长期服用降压药物者，耳压治疗时应嘱患者不要突然停药。治疗一段时间，待血压降至正常或接近正常、自觉症状明显好转或基本消失后，再逐渐减小药量。切不可骤然停药或减药太快，以免导致血压剧烈波动，出现意外。

（5）清淡饮食，调畅情志，戒食烟酒。

第二十六节　低　血　压

成年人肱动脉收缩压≤90mmHg、舒张压≤60mmHg者为低血压。低血压可分为急性低血压与慢性低血压两大类。急性低血压主要表现为晕厥和休克两种综合征；慢性低血压则见于体质性低血压、直立性低血压、内分泌功能紊乱所致的低血压、慢性消耗性疾病及营养不良所致的低血压、心血管疾病所致的低血压以及高原性低血压等，还有部分患者与过量服用降压药及扩张血管药有关。

【症状】　低血压的常见症状有头晕、目眩、耳鸣、乏力、气短、手足发凉、自汗、健忘等，严重患者会出现恶心、呕吐、晕厥等症状，部分慢性低血压患者无自觉症状。

【穴位选配】　升压点、肾上腺、心、枕、额、皮质下（图 2-30）。

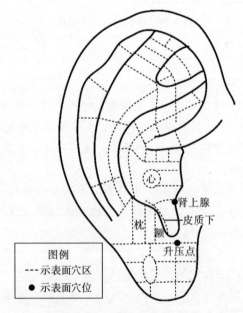

图 2-30　低血压耳压穴位图

【按压方法】　根据病症选穴 3~5 个，用王不留行籽贴压耳穴。手法以点压或揉按法，中、弱刺激强度为佳。每次贴压一侧耳穴，2~3 天 1 次，两耳交替，10 次为 1 个疗程。

爱心贴士

低血压在治疗的同时，应注意情绪的调节和生活起居合理适度，并适当进行体育锻炼，尤其注意日常饮食的合理搭配。饮食宜清淡，以低脂肪、高蛋白为宜，保证每日的营养摄入量。

第二十七节　糖　尿　病

糖尿病是一种以糖代谢紊乱为主的慢性内分泌疾病，隶属于中医学"消渴"范畴。主要临床表现为多饮、多食、多尿、消瘦、糖尿及血糖增高等。本病可分为原发性和继发性两大类，前者又分为 1 型糖尿病和 2 型糖尿病；而后者仅占少数。糖尿病的发病机制主要是胰岛素的绝对或相对不足，导致糖代谢紊乱，使血糖过高，出现糖尿，进而又可导致脂肪和蛋白质的紊乱。本病多见于中年以后，青少年及儿童亦可罹患。发病率男性略高于女性。

【症状】　按病情轻重，糖尿病可分为上消（肺消）、中消（胃消）和下消（肾消）。早期可无症状，发展到症状期，临床上可出现多尿、多饮、多食、疲乏消瘦，即"三多一少"症状和空腹血糖高于正常及尿糖阳性，重症可见神经衰弱症状及继发的急性感染、肺结核、高血压、肾及视网膜等微血管病变。严重时可出现酮症酸中毒、昏迷，甚至死亡。

【穴位选配】　（图 2-31）
主穴：胰胆、缘中、皮质下、内分泌、三焦。
配穴：肺、神门、渴点、口、肾、膀胱、风溪、胃、饥点。

【按压方法】　选所有主穴，取 3~4 个最敏感者根据症状选取相应配穴，病程短者用对压手法强刺激，病程长者用轻柔按摩法。口渴甚者加肺、渴点、口；多食易饥者加胃，饥点；多尿者加肾、膀胱；皮肤瘙痒加

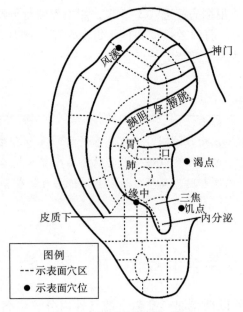

图 2-31　糖尿病耳压穴位图

风溪、神门及相应部位。

　　两耳交替按压，每 2~3 天交换 1 次，每天自行按压 3~4 次，每穴按压 1~3 分钟，以出现酸胀感为宜。10 次为 1 个疗程，休息 5~7 天，继续下 1 个疗程。

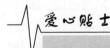

　　（1）糖尿病患者既要控制饮食，又要保持营养平衡。注意维生素、无机盐的摄入。

　　（2）限制摄糖量，多食蔬菜、蛋白质及适量脂肪类食物。

　　（3）患者可适当多吃一些富含膳食纤维的食品，如菠菜、芹菜、卷心菜、山药、苦瓜、南瓜、冬瓜、蘑菇、莴笋、豇豆等。

　　（4）麦麸中纤维素特别丰富，而且含糖量相对较低，是适合糖尿病患者的专用食品。

第二十八节 高 血 脂

高血脂是现代人极易患上的"富贵病"之一，它与人体的肝胆脾胃功能有很大关系。我们知道，心脏为血液循环提供动力，肝胆参与脂肪的代谢，脾主管食物的消化与吸收。

【症状】 在早期无明显症状，偶尔会有头晕，疲乏无力感。有些高脂血症者可在面部、手肘、跟肌腱、膝肌腱出现黄色丘疹样脂肪瘤，手背、面颊外侧可能出现老年斑。

【穴位选配】 （图 2-32）

主穴：内分泌、三焦、交感、肾上腺、肝。

配穴：眩晕甚加枕、脾；记忆力差加脑干、神门。

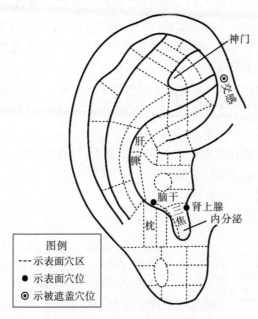

图 2-32 高血脂耳压穴位图

【按压方法】　每次取以上耳穴 3~5 个，探得耳穴敏感点，用王不留行籽贴压。每日按揉数次，两耳交替。

爱心贴士

(1) 保持平和心态。

(2) 戒烟酒，加强体育锻炼。

(3) 改善饮食，少吃动物脂肪及内脏、甜食及淀粉类。多吃植物蛋白、油类，蔬菜水果以及鱼类。

第二十九节　单纯性肥胖

单纯性肥胖是指摄入的热量超过消耗的热量，导致人体脂肪过多积聚，排除继发于神经、内分泌和代谢阻碍等疾病所引起的肥胖。单纯性肥胖可因饮食、生活习惯、病后休养和体力活动减少以及遗传等方面的因素而致。可发生于任何年龄，但以中年人多见。正常成人标准体重(kg)= [身高(cm)-100]×0.9。儿童标准体重(kg)= 年龄×2+8。超过 20% 为轻度肥胖；超过 30% 为中度肥胖；超过 50% 为重度肥胖。本病属于中医"气虚""痰湿内阻"的范围。

【症状】　单纯性肥胖一般无症状，重者可出现头晕、头痛、乏力、神疲、情绪抑郁、性功能减退等。

【穴位选配】　(图 2-33)

主穴：胃、神门、三焦、内分泌。

配穴：饥点、兴奋点、额、皮质下、大肠、脾、肝、肾、相应部位。

【按压方法】　主穴全选，根据相应症状选取配穴，易饥者加饥点；睡眠过多者加兴奋点、额、皮质下；便秘者加大肠、脾、肝；尿少或下肢浮肿加肾；臀部、腹部、腿部等肥胖突出加相应部位；食欲过盛者，饭前或感到饥饿时按压数分钟。

每次贴压一侧耳穴，交替使用，每日自行按压 3~4 次，每穴按压 1~3 分钟，以出现酸胀感为宜。每隔 2~3 天交换 1 次，10 次为 1 个疗程，休息

5~7 天，继续下 1 个疗程。

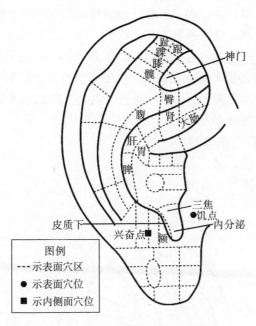

图 2-33　单纯性肥胖耳压穴位图

爱心贴士

　　当饥饿欲食时，饭前、饭后按压 2 分钟，饮食不节、脾胃积热型重按，脾胃虚弱、痰湿内阻轻按。但注意重按时以皮肤不破损为度。

第三十节　肾小球肾炎

肾小球肾炎，是机体感染溶血性链球菌后发生的变态反应性疾病，病变常常是双侧肾脏弥漫性病变。病情发展较慢，病程在1年以上。本病多发生于青壮年。中医认为本病属"虚劳""水肿"范畴，病本在肾，若外邪侵袭，湿热内蕴，饮食起居失常，或劳倦内伤等均可导致肺不通调，脾失转输，肾失开阖，终致膀胱气化无权，三焦水逆失畅，水液停聚，泛溢肌肤而成水肿、尿液异常等症。

【**症状**】　初起患者可毫无症状，但随病情的发展逐渐出现蛋白尿及血尿，患者表现为疲乏无力、浮肿、贫血、抵抗力降低以及高血压等症。晚期患者可出现肾衰竭而致死亡。

【**穴位选配**】　（图2-34）

主穴：肺、脾、肾、三焦。

配穴：血压高加耳背沟；呕吐加贲门。

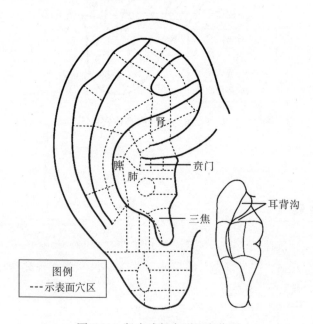

图2-34　肾小球肾炎耳压穴位图

【**按压方法**】　取以上主穴，随症取配穴，探得耳穴敏感点，用王不留行籽贴压。每天按压耳穴2~3次，每次1~3分钟。双耳或单耳交替使用，每2~3天1换。

爱心贴士

(1) 患者患病急性期应加强休息，限制活动量；痊愈后可适当参加体育活动，以增强体质，但应注意避免劳累。

(2) 本病的发生常与呼吸道感染或皮肤感染有关，且感染还可增加疾病慢性化的发生率。注意休息和保暖，加强个人卫生，预防上呼吸道和皮肤感染。若患感冒、咽炎、扁桃体炎和皮肤感染等，应及时就医。注意居住环境的通风，少去人群拥挤的公共场所。

(3) 使患者了解合理饮食对疾病康复的意义，指导患者及家属制定正确的饮食计划并认真实施。建议患者戒除烟酒。

(4) 急性肾炎临床症状消失后，蛋白尿、血尿等仍可能存在1~2年，故告知患者应定期随访直至完全康复。

第三十一节 尿 频

尿频是指小便频数，是泌尿系统疾病的常见症状，器质性疾病、功能性疾病及炎症性疾病均可引起。中医认为本病多由肾气虚衰，或湿热下注所致。

【症状】 一般夜间小便超过3次以上，白天小便超过5次以上，较正常情况下明显增多者即为尿频。夜间尿频严重者会影响睡眠。

【穴位选配】 （图2-35）

主穴：肾、膀胱、尿道、缘中。

配穴：皮质下、心、内分泌。

【按压方法】 主穴全选，配穴中选取1~2个，用王不留行籽或磁珠贴压，用点揉或按揉的手法刺激耳穴，每次取一侧耳穴，2~3日换1次，两耳交替进行，5次为1个疗程。

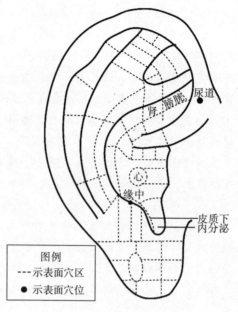

图 2-35 尿频耳压穴位图

爱心贴士

应尽量减少对膀胱、尿意的注意力，治疗期间宜配合少饮水，一般 1~2 个疗程显效。

第三十二节 尿 潴 留

尿潴留中医名"癃闭"，其中以小便不利，点滴而短少，病势较缓者称为"癃"；以小便闭塞，点滴全无，病势较急者称为"闭"。

【症状】 临床特征主要有排尿困难，全日总尿量明显减少，小便点滴而出，甚则闭塞不通。

【穴位选配】 膀胱、尿道、肾、皮质下（图 2-36）。

【按压方法】 取以上主穴，探寻耳穴敏感点，用王不留行籽贴压。按压手法以对压或直压法为主。强刺激 5~10 分钟，半小时内一般可自行排尿。1 次按压未排尿，再予按压，1 小时后未排尿者为无效。

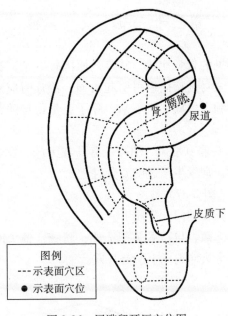

图 2-36　尿潴留耳压穴位图

爱心贴士

对于需要护理的患者，如果是轻度尿潴留可不用导尿管，而采用定时压尿的方法。

（1）可将手掌放在下腹部膀胱底部轻轻按摩逐渐加压并向下推进行排尿。如有尿液排出则继续加压，尽量排空膀胱。应用时要注意按压力量不可太大，特别是膀胱过度充盈时加压可引起尿液逆行感染或膀胱破裂。

（2）可以让患者听流水声及用温水缓慢冲洗外阴等方法刺激膀胱收缩引起排尿反射。

（3）可以用热敷的方法，即热水袋、暖宝等用布包裹后置于小腹进行热敷，刺激膀胱进行排尿，但是注意不可时间太长或温度太高，以免造成烫伤。

如果上述方法无效，可在医生指导下使用导尿管排尿。

第三十三节 头 痛

头痛是一个常见的自觉症状，其疼痛原因较复杂，头部及五官病可致头痛，头部以外或全身性疾病也可引起头痛，治疗时应采取适当措施。现代生活压力大，白领上班族一天下来，除了会觉得腰酸背痛之外，头痛也会频频来犯。

【症状】 外感头痛有怕风、怕冷、有汗或无汗、发热等症状，内伤头痛的症状时有时无，常发生于过度疲劳时。

【穴位选配】 （图 2-37）

主穴：相应部位及神门、皮质下。

配穴：前头痛选额、胃；后头痛选枕、膀胱；偏头痛选颞、胰胆、交感；头顶痛选顶；全头痛选以上所有耳穴。

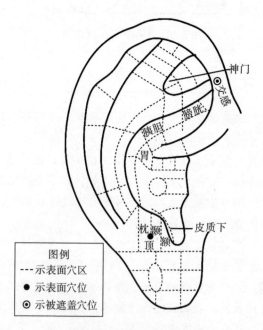

图 2-37 头痛耳压穴位图

【按压方法】　主穴全选，根据病症选择1~2个配穴，用王不留行籽或磁珠贴压耳穴，用强刺激手法对压或直压耳穴，每次取一侧耳穴，两耳交替着进行，2~3日换1次，5次为1个疗程。

爱心贴士

由于外感头痛多因外邪侵袭引起，患者应注意生活起居，参加体育锻炼，增强体质；另外注意饮食，避免辛辣刺激之物；外出时注意保暖，避免风寒。

第三十四节　眩　晕

眩晕是指患者自觉头晕眼花，视物旋转。现代医学认为，本症多由高血压、脑动脉硬化、梅尼埃病、贫血、神经症、脑部肿瘤等疾病引起。中医学认为，本症乃气血不足或肝阳上亢或痰湿阻滞所致。气虚血亏、髓海空虚、肝肾不足所致眩晕多属虚证；痰浊中阻、瘀血阻络、肝阳上亢所致眩晕属实证。当人的身体虚弱或病后体虚的时候，很容易出现眩晕的情况。

1. 气血亏虚

【症状】　眩晕，动则加剧，遇劳累则发作，伴有神疲懒言，四肢乏力，自汗出，面无光泽，色较苍白，唇甲淡白，时有心跳快，睡眠差，舌淡，苔薄白，脉细弱。

【穴位选配】　神门、脾、胃、心、肝、枕（图2-38）。

【按压方法】　王不留行籽耳压法。耳郭局部用75%酒精消毒，在一块0.5cm×0.5cm的胶布中央放一粒王不留行籽，将其贴于患者相应的耳穴上，嘱患者每天不定时轻揉按压。双耳交替换贴，每隔3日换一次压丸，5天为1个疗程。

2. 痰浊阻滞

【症状】　视物旋转，自觉头重，胸闷，时有恶心感，呕吐痰涎，胸腹部闷满不适，胃口差，精神疲倦，舌淡，苔白腻，脉弦滑。

【穴位选配】　脾、肾、皮质下、贲门、脑干（图2-39）。

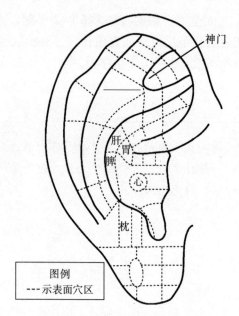

图 2-38　气血亏虚眩晕耳压穴位图

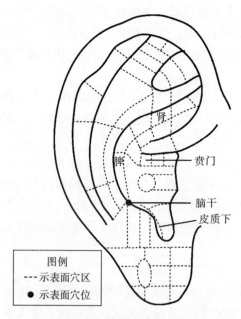

图 2-39　痰浊阻滞眩晕耳压穴位图

【按压方法】 王不留行籽耳压法。耳郭局部用75%酒精消毒，在一块0.5cm×0.5cm的胶布中央放一粒王不留行籽，将其贴于患者相应的耳穴上，嘱患者每天早、中、晚定时按压，以酸、麻、胀、痛为度。双耳交替换贴，每隔3日换一次压丸，5天为1个疗程。

爱心贴士

　　体质虚弱的患者，应注意饮食营养，食用营养丰富而易于消化的食物，保持心情愉快，精神乐观，避免情绪波动，坚持适当的体育锻炼，节制房事，戒烟、酒等不良嗜好。

第三十五节　失　　眠

　　失眠是指经常性不易入睡或睡不深熟为特征的一种病症，绝大多数是心理、社会因素造成的，少数是由脑、躯体和精神病引起的。临床上除主要表现为失眠、多梦，还可见头晕头痛、精神疲乏、健忘、情绪异常等症状，除此之外还常伴神经衰弱综合征的其他症状。按失眠发生的时间可分为暂时性、持久性和周期性三种。

　　【症状】 轻者入睡困难、早醒、易醒，重者彻夜难眠，或者整晚做噩梦，严重影响睡眠质量。长期失眠会导致头痛、头晕、心悸、健忘、多梦等症。

　　【穴位选配】 （图2-40）
　　主穴：心、脾、脑干、神门、皮质下。
　　配穴：肝、肾、缘中、交感、额、颞。

　　【按压方法】 耳郭局部用75%的乙醇消毒。在每块0.5cm×0.5cm的胶布中央放1粒王不留行籽。将胶布固定在相应的穴位处。拇指和示指相对适度按压，每穴按压1~3分钟，以酸胀为度。晨起、午休、晚睡前各按压1次，以酸胀为度。

　　每隔2~3天更换1次，左、右耳交替，5次为1个疗程。预防性治疗则10次为1个疗程，休息5~7天，继续下1个疗程。

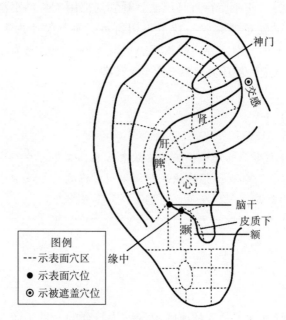

图 2-40　失眠耳压穴位图

❤ 爱心贴士

　　调节情绪，喜怒有节，起居规律，不熬夜，加强锻炼，消除压力，按时睡眠。

第三十六节　健　忘

　　健忘是指脑力衰弱而致记忆减退，遇事善忘的一种病症。多由于思虑过度或精亏髓减，脑失所养而为病。健忘作为一种症状，可并发于多种慢性消耗性疾病之中。

　　【症状】 临床表现以记忆力减退，精神倦怠为特征。若怔忡少寐，心悸气短，纳呆腹胀，面㿠神怯，舌质淡，苔薄白，脉细弱者，为心脾两

虚；若腰膝酸软，五心烦
热，盗汗遗精，头晕耳鸣，
虚烦不寐，舌质红，苔少或
无苔，脉细数者，为心肾不
交；若头重胸闷，口黏纳
呆，咳痰吐浊，舌苔白腻、
脉弦滑者，为痰浊扰心；若
错语善忘，舌强语謇，唇舌
青紫，溲清，脉涩或结者，
为瘀血攻心。

【穴位选配】 （图2-41）

主穴：神门、交感、皮
质下、心、脾、肾。

配穴：肝肾阴虚加肝。

【按压方法】 取以上
主穴，随症取配穴，探得耳
穴敏感点，用王不留行籽贴
压。每天用手指按压耳穴
2~3次，每次1~3分钟，双耳或单耳交替使用，每3天换1次。

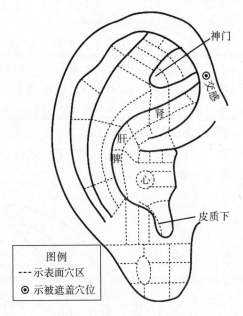

图2-41　健忘耳压穴位图

爱心贴士

　　本病多因劳神或久病体弱所致，所以必须注意劳逸结合，在
药物治疗的同时注意精神调剂；适当参加体育锻炼，增强体质，
增长记忆。

第三十七节　神经衰弱

神经衰弱属于神经症的一种，是一种常见的慢性功能性疾病。现代人
们工作和生活中的压力不断增大、精力体力时时透支，加之思虑过度、神

经系统处于虚弱状态。其根本病因就在于五脏功能低下，因此，神经衰弱的治疗也要从五脏功能的调理入手。

【症状】 临床症状主要有失眠、多梦、头痛、头晕、记忆力减退、注意力不集中、自控能力减弱，易激动。同时还伴有心慌气短、易出汗、食欲不振、情绪低落、精神萎靡，或性情急躁、情绪不稳，全身不适。部分患者还可出现遗尿、阳痿、遗精、月经不调等。

【穴位选配】 （图2-42）

主穴：神门、心、肾、皮质下、兴奋点。

配穴：脾、肝、胃。

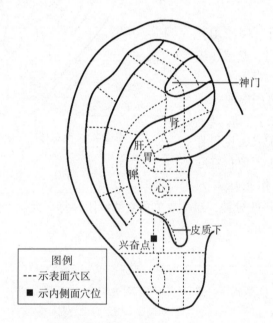

图2-42 神经衰弱耳压穴位图

【按压方法】 主穴全选，随症选取相应配穴，伴有心慌、多梦加心、脾；如伴头晕、耳鸣、腰膝酸软，则加肝、肾；如伴纳差、腹胀、腹泻、精神不振，则加肝、脾、胃。

两耳交替进行，2~3天交换1次，坚持每天自行按压3~4次，每穴按压1~3分钟，以出现酸胀感为宜。10次为1个疗程，休息5~7天，继续下1个疗程。

爱心贴士

改善生活和工作环境，放松心态，减少紧张刺激。适当参加体育锻炼，多参加户外集体活动。

第三十八节 脑震荡后遗症

头部外伤后发生的中枢神经系统一时性功能障碍称为脑震荡。脑震荡后遗症的症状多因劳累、紧张、失眠而加重。中医认为头部外伤则气血阻滞，脑失所养而见上述症状。

【**症状**】 清醒后有逆行性健忘、头痛、头晕、头部麻木、恶心、耳鸣、注意力分散、失眠、自主神经功能紊乱等症，这些症状持续3个月以上为脑震荡后遗症。

【**穴位选配**】 （图2-43）

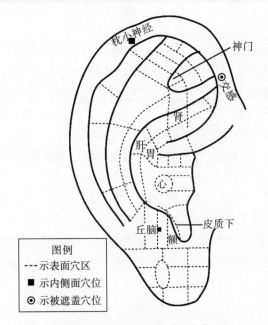

图2-43 脑震荡后遗症耳压穴位图

主穴：肾、神门、皮质下、丘脑。

配穴：肝、心、胃、交感、枕小神经、额。

【按压方法】 主穴全选，选取 2~3 个配穴，两耳交替使用，每 2~3 天交换 1 次，坚持每天自行按压 3~4 次，每穴按压 1~3 分钟，以出现酸胀感为宜。10 次为 1 个疗程，休息 5~7 天，继续下 1 个疗程。

爱心贴士

（1）脑震荡发生后，不要暗示患者有发生脑震荡后遗症的可能。

（2）脑震荡后遗症形成后应积极治疗，切忌草率从事，更不可用轻蔑、嘲讽的态度对待患者，应解除患者的疑虑，多给予体贴和鼓励，以增强患者痊愈的信心。

第三十九节　脑中风后遗症

脑中风后遗症是脑出血或脑血栓形成急性期后出现的一系列症状。高血压、动脉粥样硬化是脑中风最常见的病因。血流动力学及血液黏稠度的改变为其病理基础。本病属中医学"中风""卒中""厥证""偏风""偏枯"范畴。其病因多为肝肾不足，肝阳上亢，火动生风，气血上冲于脑。本法治疗的主要对象是发病后经治疗清醒的后遗症。

【症状】 临床症状主要有偏瘫、口眼㖞斜、语言不利等。

【穴位选配】 （图 2-44）

主穴：脑干、肝阳、枕、臀、膝、踝、肩。

配穴：失语加额；吞咽困难加口、面颊。

【按压方法】 取以上主穴，随症取配穴，探得耳穴敏感点，用王不留行籽贴压。每日用手按压穴处 3 次，每次 3 分钟。每 3 日换 1 次。

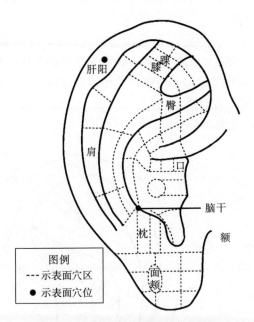

图 2-44　脑中风后遗症耳压穴位图

爱心贴士

　　脑中风后遗症早期康复治疗很关键，尤其在发病后前 3 个月内的康复治疗，是获得理想恢复的最佳时期。病程超过 2 年者，恢复会缓慢些。

第四十节　癫　痫

　　癫痫是反复发作的暂时性中枢神经系统功能失常综合征，分为原发性癫痫和继发性癫痫。原发性癫痫多发病于儿童及青少年，可有家族遗传史；继发性癫痫继发于各种疾病，如脑外伤、脑炎、尿中毒等。临床上以青少年与小儿为多见。本病属中医"痫证"，多因痰气交结、蒙蔽神明，或因外伤，气血瘀阻所致；或因惊吓、精神刺激，伤及肝肾所致。

【症状】　本病大发作时猝然昏倒，不省人事，牙关紧闭，口吐白沫，角弓反张，抽搐或有吼叫声。小发作表现为短暂的意识障碍，手中所持之物突然跌落，每次发作仅几十秒钟。发作后肢体酸痛，精神萎靡，反复发作者可见表情痴呆，智力减退。

【穴位选配】　（图2-45）

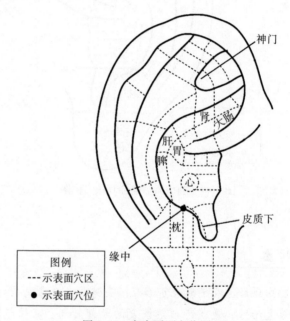

图2-45　癫痫耳压穴位图

主穴：神门、心、肾、皮质下、缘中、枕、胃。

配穴：痰多者加脾、大肠；抽搐甚者加肝。

【按压方法】　取以上主穴，随症取配穴，探得耳穴敏感点，用王不留行籽贴压。每天用手指按压耳穴2~3次，每次1~3分钟，双耳或单耳交替使用，每3天换1次。

爱心贴士

> 　　患者生活宜规律化，起居有节，保持二便通畅，加强营养，保证睡眠，加强锻炼，增强体质。频繁发作时不能独自外出活动，以防意外。注意诱发痫病的因素，如感冒、惊恐、天气刺激等因素影响。患者发病时，应积极采取措施以避免发生意外。

第四十一节　面神经炎

　　面神经炎是指面神经的急性非化脓性炎症所致的急性周围性面瘫，或贝尔（Bell）麻痹。任何年龄均可发病。以 20～40 岁最为多见。导致本病的确切病因目前尚未明确。部分患者在着凉或头面部受冷风吹拂后发病，认为可能是局部营养神经的血管受风寒而痉挛，以致该神经组织缺血、水肿、受压迫而致病。此外，慢性中耳炎、乳突炎亦可继发本病。本病属中医"面瘫""口眼㖞斜"等范畴。多因络脉空虚，风寒湿热之邪侵入阳明，经筋失养所致。

　　【症状】　面神经炎起病迅速，多表现一侧面部表情肌瘫痪，病侧额纹消失，眼裂扩大，鼻唇沟平坦，口角下垂，面部被牵向健侧，病侧不能做皱额、蹙眉、闭目、露齿、鼓腮等动作。进食时，食物常滞留于齿颊间，少数患者可有病侧舌前 2/3 味觉减退或听觉过敏现象。

　　【穴位选配】　（图 2-46）

　　主穴：面颊、口、眼、额。

　　配穴：皮质下、神门、肾上腺、脾、肝。

　　【按压方法】　取所有主穴，取 2～3 个配穴中敏感耳穴。主穴要以患侧为主，配穴左右耳交替使用，2～3 天换 1 次，坚持每天自行按压 3 次以上，以出现酸胀感为佳。10 次为 1 个疗程，休息 5～7 天，继续下 1 个疗程。

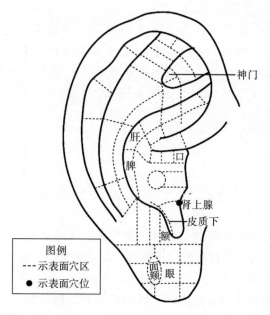

图 2-46　面神经炎耳压穴位图

爱心贴士

　　（1）预防面神经炎，首先要注意保暖，应避开风寒对面部的直接袭击，尤其是年老体弱、病后、过劳、酒后及患有高血压病、关节炎、神经痛等慢性疾病者，尽可能不要迎风走。

　　（2）身体虚弱者要增强体质，提高抗病能力。不同年龄、不同体质的人，可选择不同锻炼项目，如散步、跑步、体操、打太极拳、爬山、跳舞等。

　　（3）注意饮食，多吃蔬菜水果，尤其在季节转换的时候，可以多吃些韭菜、芹菜、春笋、芥菜等，既可增强体质，又可增强抗病能力。

第三章 外科常见病耳压疗法

第一节 落 枕

落枕又称"失枕""颈部伤筋"，轻者可自行痊愈，重者可迁延至数周。本病多因晚上睡眠时，枕头高低不适或太硬，头颈部位置放置不当，使颈项部肌肉长时间处在过度伸展或紧张状态下，致使颈项部肌肉静力性损伤或痉挛所致。许多人都患过落枕，这虽不是大病，但给工作和生活都带来了很多的不便。

【症状】 以急性颈部肌肉痉挛、强直、酸胀、疼痛，及至转动不灵为主要临床特征。

【穴位选配】 （图 3-1）

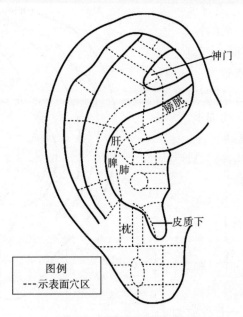

图 3-1 落枕耳压穴位图

主穴：皮质下、枕、神门、相应疼痛部位。

配穴：肺、肝、脾、膀胱。

【按压方法】 选取主穴，选取2~3个配穴中敏感点，用强刺激对压手法，边按压边嘱患者活动颈部，患者也可以自行操作，不计次数，直至痊愈。

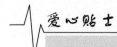

爱心贴士

睡眠时应选择适合的枕头和睡眠姿势，注意颈部保暖。

第二节 肩 周 炎

肩周炎是指关节囊和周围软组织发生慢性、退行性病理变化。中医学认为本病多由营卫虚弱，局部又感受风寒，或过度劳累、慢性劳损，或闪挫、扭伤，使筋脉受损，气血阻滞，脉络不通所致。

【症状】 本病早期以肩部疼痛为主，夜间加重，并伴有怕凉、僵硬感觉。后期病变组织有粘连，肩关节运动功能障碍。

【穴位选配】 （图3-2）

主穴：肩、神门、肾上腺。

配穴：肾、肝、脾、皮质下、内分泌、耳尖。

【按压方法】 主穴全选，根据敏感度选取

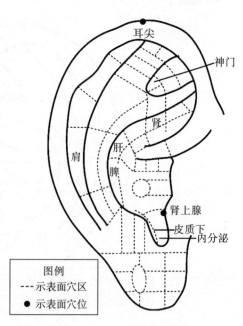

图 3-2 肩周炎耳压穴位图

2~3 个配穴，两耳交替进行，每间隔 2~3 天换 1 次，每天自行按压 3~4 次，每穴按压 1~3 分钟，以出现酸胀感为宜。10 次为 1 个疗程，休息 5~7 天，继续下 1 个疗程。

爱心贴士

积极进行肩部的功能锻炼，并注意肩部保暖以防风寒，避免过度疲劳。

第三节　颈　椎　病

颈椎病是颈部长期劳损、颈椎及其周围软组织发生病理改变或骨质增生等，导致颈神经根、颈部脊髓、椎动脉及交感神经受到压迫或刺激而引起的一组复杂的综合征。

【症状】　本病初起见颈肩局部疼痛不适，颈项强直；神经根受压时，出现颈肩痛、颈枕痛；臂丛神经受压时，出现颈、肩、臂的放射痛，伴有手指麻木、肢冷、上肢沉坠，抬手无力；椎动脉受压时，常有眩晕、头痛、头晕、耳鸣等，多在转动头部时诱发并加重。

【穴位选配】　（图3-3）

主穴：神门、交感、颈椎、颈。

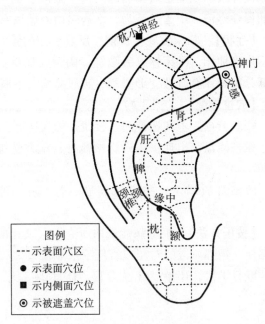

图例
- - - 示表面穴区
● 示表面穴位
■ 示内侧面穴位
◎ 示被遮盖穴位

图 3-3　颈椎病耳压穴位图

配穴：肾、肝、脾、枕、额、缘中、枕小神经点。

【按压方法】 主穴全选，随症选取配穴，有头晕症状者加枕、额、缘中。两耳交替使用，每间隔 2~3 天交换 1 次，每天自行按压 3~4 次，每穴按压 1~3 分钟。10 次为 1 个疗程，休息 5~7 天，继续下 1 个疗程。

爱心贴士

(1) 减少伏案工作时间，常锻炼颈肩部。
(2) 枕头高低要适中。

第四节 慢性腰痛

慢性腰痛主要是指腰骶部肌肉、筋膜、韧带等软组织的慢性损伤而引起的慢性疼痛。中医学认为，本病多由外感风寒、湿邪，肾虚等导致。

【症状】 临床表现为长期、反复发作的腰背疼痛，时轻时重，劳累负重后疼痛加剧，卧床休息后减轻，阴雨天加重；腰腿活动无明显障碍，但是部分患者伴有脊柱变形侧弯、腰肌痉挛、下肢有牵涉痛等。

【穴位选配】 （图 3-4）

腰肌劳损：主穴选神门、腰肌；配穴选肝、脾。

腰椎间盘突出症：主穴选腰骶椎；配穴选神门、臀、膀胱、肝、坐骨神经。

腰椎骨质增生：主穴选膀胱、肾、肝、脾、神门；配穴选内分泌、三焦。

【按压方法】 根据病症选取所有主穴及相应配穴，用王不留行籽或磁珠贴压，用强刺激的对压或直压手法刺激耳穴，取一侧耳穴，两耳交替进行，隔日 1 次，10 次为 1 个疗程，休息 2~3 天。

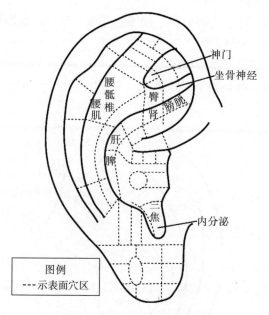

图 3-4 慢性腰痛耳压穴位图

爱心贴士

　　（1）保持正确的坐姿和站姿，加强腰背肌的锻炼，进食后不要立即平卧（可散步），节制房事。

　　（2）保护好腰部，避免受风寒。

第五节　坐骨神经痛

　　坐骨神经痛是坐骨神经根受压所致，以疼痛放射至一侧或双侧臀部、大腿后侧为特征的一种病症。坐骨神经痛有原发和继发两类，前者起病突然，沿坐骨神经通路有放射性疼痛和明显的压痛点；后者大多可查到原发病，常伴有腰部活动受限，排便时加重，下肢有放射性疼痛。

　　【症状】　疼痛表现为间断的或者持续的锐痛、钝痛、刺痛或灼痛，一般只发生在身体一侧，可因咳嗽、喷嚏、弯腰、举重物而加重。

【穴位选配】（图3-5）

主穴：臀、神门、坐骨神经。

配穴：膀胱、肝、胰胆、腰骶椎。

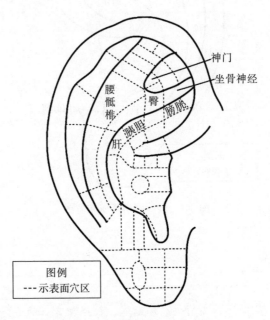

图3-5　坐骨神经痛耳压穴位图

【按压方法】　主穴全选，随证选取配穴，用王不留行籽或磁珠贴压，用重刺激手法，对压法或直压法按摩耳穴，取一侧耳穴，两耳交替进行，隔日1次，10次为1个疗程，休息2~3天。

爱心贴士

治疗期间应卧床休息、调节饮食、注意保暖、适当锻炼、节制房事。

第六节 足 跟 痛

脚支撑着我们全身的重力，而足跟则是重要的受力点，如果长期负重得不到很好的保养，足跟部的软组织就可能会出现损伤，如发生跟腱炎、滑膜炎或足跟部某些骨头长出骨刺，这些都会造成足跟部疼痛。足跟痛非小病，宜培补肾精，肾精不足，无力生髓充骨，足跟失养，则疼痛乃发。

1. 气滞血瘀

【**症状**】 足跟部肿胀、持续疼痛不能缓解，不能站立、行走，休息时候疼痛不能明显缓解，舌暗，可见瘀点，苔白，脉弦涩。

【**穴位选配**】 跟、趾、踝、肾、膀胱（图3-6）。

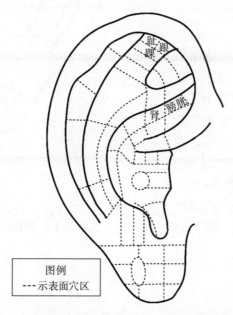

图3-6 气滞血瘀足跟痛耳压穴位图

【**按压方法**】 王不留行籽耳压法。耳郭局部用75%酒精消毒，在一块

0.5cm×0.5cm 的胶布中央放一粒王不留行籽，将其贴于患者相应的耳穴上，嘱患者不定时重按压，以酸、麻、胀、痛为度，每次 3~5 分钟。足跟疼痛时候可以持续按压，双耳同时贴，隔 3 日换 1 次压丸，5 天为 1 个疗程。

2. 肝肾亏虚

【症状】 足跟部肿胀疼痛，疼痛时发时止，走路、久站、劳累后疼痛明显，休息时候疼痛可以缓解，伴有腰膝酸软、神疲乏力，舌红，苔少，脉细数。

【穴位选配】 跟、趾、肾、膀胱、肾上腺（图3-7）。

【按压方法】 王不留行籽耳压法。耳郭局部用75% 酒精消毒，在一块0.5cm×0.5cm 的胶布中央放一粒王不留行籽，将其贴于患者相应的耳穴上，嘱患者不定时重按压，以酸、麻、胀、痛为度，每次 3~5 分钟。足跟疼痛时候可以持续按压，双耳同时贴，隔 3 日换 1 次压丸，5 天为 1 个疗程。

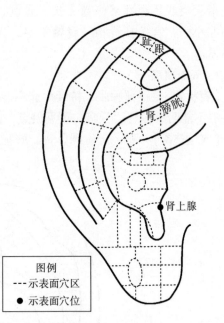

图 3-7 肝肾亏虚足跟痛耳压穴位图

图例
--- 示表面穴区
● 示表面穴位

爱心贴士

急性疼痛应卧床休息，缓解后应减少行走、站立和负重。宜穿软底鞋，每天睡前用热水泡脚。

第七节 肋 软 骨 炎

凡单侧或双侧肋软骨处隆起、隐痛或刺痛的非化脓性炎症统称肋软骨炎。临床比较常见，好发于青年，女性略多于男性。病程长短不一，常延数月甚至数年，但多数患者症状能自行消失。

【症状】 肋软骨炎临床表现为肋软骨单发或多发性增粗隆起，伴有明显疼痛和压痛。第2~4肋软骨发病较多。病发时同侧上肢活动、咳嗽或侧身都能使疼痛加剧，以致患者不愿做深呼吸或上肢用力活动。肋软骨外形略粗大，但表面光滑规则。

【穴位选配】 （图3-8）

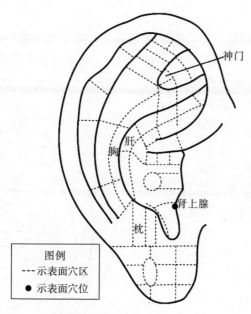

图3-8 肋软骨炎耳压穴位图

主穴：胸、肾上腺、神门。

配穴：枕、肝。

【按压方法】 选择相应的耳穴，用王不留行籽或磁珠贴压，用对压或直压法强刺激耳穴，每穴按压 30~60 秒。双耳交替进行，隔日 1 次，直到症状缓解。

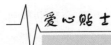

爱心贴士

患者若配合外敷中药治疗则效果较佳。患者在治疗期间应注意休息，劳逸适度，避免扭、闪、碰、撞等伤害性动作，并要避免寒凉刺激，以免症状加重或复发。

第八节 风湿性关节炎

风湿性关节炎是一种与链球菌感染有关的变态反应性疾病，主要发生在四肢大关节，是风湿热的主要表现之一。好发于青壮年，以女性多见。

【症状】 表现为游走性多发性关节炎，多对称性地累及膝、踝、肩、腕、肘、髋等大关节，关节局部红肿热痛，但不化脓，可同时累及几个大关节，也可波及手、足小关节及脊柱关节。

【穴位选配】 （图3-9）

主穴：风湿线、内分泌、肾上腺、风溪、耳尖、相应部位。

配穴：肝、脾、肾、三焦。

【按压方法】 主穴选取 3~4 个，依照敏感度选取 2~3 个配穴，两耳交替

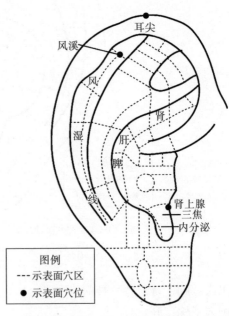

图 3-9 风湿性关节炎耳压穴位图

进行，每间隔 2~3 天换 1 次，每天自行按压 3~4 次，每穴按压 1~3 分钟，以出现酸胀感为宜。10 次为 1 个疗程，休息 5~7 天。

爱心贴士

（1）本病应积极配合中西医药物治疗。
（2）急性发作期应卧床休息。

第九节　痔　疮

痔疮是指直肠下端黏膜和肛管远侧端皮下的静脉曲张呈团块状或半球状隆起的肉球（又叫痔核）。中医学认为，本病多因久坐、久立、负重远行或饮食失调、嗜食辛辣肥甘、泻痢日久、劳倦过度等导致气血运行不畅，络脉瘀阻，蕴生湿热而引发。得了痔疮是件既痛苦又尴尬的事，而且得过一次痔疮后，极易复发。

【症状】 临床的主要症状表现为便后出血，色鲜红，附在粪便的表面；肛门周围可有疼痛感；痔核可出现肿胀、疼痛、瘙痒、出血，排便时可脱出肛门。

【穴位选配】（图 3-10）

主穴：肛门、大肠、直肠、肾上腺、

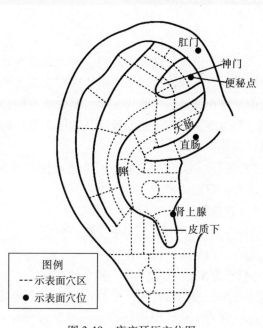

图 3-10　痔疮耳压穴位图

脾、便秘点。

配穴：皮质下、神门。

【按压方法】 主穴全选，根据相应病症取配穴 4~6 个，用王不留行籽或磁珠贴压，用对压或直压法强刺激耳穴，左右耳交替进行，每间隔 1~2 日换 1 次，10 次为 1 个疗程。

爱心贴士

(1) 少食辛辣、刺激性食物，多食蔬菜、水果及粗纤维食物。

(2) 保持排便通畅，养成定时排便的习惯。

(3) 经常做提肛锻炼，增强肛门括约肌的功能。

(4) 避免久坐或久站。

第十节 阑 尾 炎

阑尾炎是阑尾的化脓性疾病，但有急慢性之分。右下腹固定压痛对急性阑尾炎具有重要诊断意义。慢性阑尾炎多为急性阑尾炎转变而来，也可开始即呈慢性经过。主要病变为阑尾壁的不同程度纤维化及慢性炎细胞浸润等。细菌感染和阑尾腔的阻塞是阑尾炎发病的两个主要因素。本病属中医学"肠痈"范畴。

【症状】 临床上时有右下腹疼痛或仅有右下腹不适感或隐痛，可因活动、饮食不节而诱发。

【穴位选配】 （图 3-11）

主穴：大肠、小肠、阑尾、腹、交感。

配穴：内分泌、枕、神门。

【按压方法】 主穴全选，随证取配穴，用王不留行籽或磁珠贴压，用对压或直压法强刺激耳穴，在治疗时先取患侧耳穴，两耳交替进行，隔日 1 次，10 次为 1 个疗程。

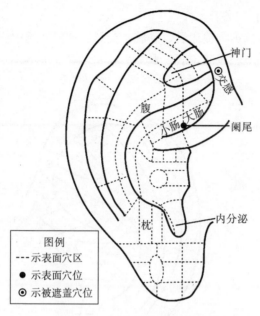

图 3-11 阑尾炎耳压穴位图

爱心贴士

加强营养，注意休息，适当活动，避免劳累，以增强机体抵抗力，促进康复。

第十一节 泌尿系结石

泌尿系结石是肾结石、输尿管结石及膀胱结石的总称。其原因是肾内感染或尿液酸碱度的改变，尿内草酸钙沉积形成结石，阻塞于肾、输尿管、膀胱或尿道内，造成局部创伤、尿路梗阻或并发感染。本病多发于青壮年患者。

【症状】 大腿内侧放射性疼痛；排尿困难，伴有尿频、尿急、尿痛等尿路刺激症状；患者可见血尿，尿中时夹砂石，发作时伴有恶心、呕吐、大汗淋漓等症状。

【穴位选配】（图 3-12）

主穴：肾、尿道、输尿管、膀胱、交感、神门、艇中。

配穴：皮质下、腰肌、腹、肝。

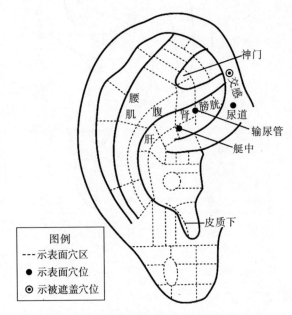

图 3-12　泌尿系结石耳压穴位图

【按压方法】　随证取穴的方法是根据结石发生的部位选择 5~7 个耳穴。用王不留行籽或磁珠贴压，急性发作疼痛时采用强刺激，运用直压法和对压法。一次取一侧耳穴进行贴压，两侧交替进行，隔日 1 次，10 次为 1 个疗程，休息 3~5 日，继续下 1 个疗程。

爱心贴士

（1）轻症一般不必禁食，可进流质或半流质，忌生冷，油腻、酒类，避免暴饮暴食。

（2）重症要禁食、输液、加强护理、以利康复。

第十二节　术后疼痛、腹胀

　　术后疼痛、腹胀多发于腹腔、盆腔或脊椎等手术后，由于胃肠道受刺激或支配胃肠的神经受刺激而反射性地引起胃肠蠕动抑制，或因水、电解质平衡紊乱而致血钾过低使胃肠蠕动减弱。本病属中医"腹胀"范畴，因手术而致胃肠气机逆乱，升降失和，传导功能障碍所致。

　　【症状】　手术后因胃肠平滑肌出现不同程度的麻痹，而使患者感到腹部胀满，甚者可因膈肌上升而影响呼吸，并可出现肺部并发症。严重腹胀者还可影响吻合口和腹壁创口的愈合。

　　【穴位选配】　（图3-13）

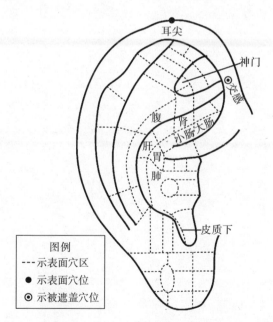

图3-13　术后疼痛、腹胀耳压穴位图

术后疼痛：主穴选肝、肺、胃、神门、皮质下、耳尖；配穴选肺、肾。

术后腹胀：交感、腹、肝、大肠、小肠、皮质下、胃。

【按压方法】 根据病症取主穴，随证取配穴，寻找敏感点后，用王不留行籽或磁珠贴压，用对压法或直压法强刺激耳穴，每穴按压 30～60 秒。双耳交替进行，隔日 1 次，直到症状缓解。

爱心贴士

（1）精神放松，消除恐惧紧张心理，保持心情舒畅，以助气血运行。

（2）调节饮食，血虚以补血为主，多吃些红枣及有营养食物；血瘀者饮食宜清淡、易消化，忌食辛辣、生冷之品。

第四章 妇科常见病耳压疗法

第一节 痛 经

痛经是指妇女月经来潮及行经前后出现小腹胀痛和下腹剧痛等症状，有原发性和继发性之分。原发性痛经指生殖器官无明显器质性病变的月经疼痛，又称功能性痛经，常发生在月经初潮或初潮后不久，多见于未婚或未孕妇女，多数经生育后痛经缓解或消失；继发性痛经指生殖器官有器质性病变如子宫内膜异位症、盆腔炎和子宫黏膜下肌瘤等引起的月经疼痛。

【症状】 下腹部出现痉挛性疼痛，并伴有全身不适。

【穴位选配】 （图 4-1）

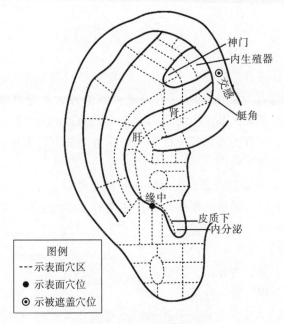

图 4-1 痛经耳压穴位图

主穴：内生殖器、内分泌、神门。

配穴：缘中、交感、肝、肾、皮质下、艇角。

【按压方法】　主穴全选，寻找敏感点选配穴 2~3 个，双耳交替使用，每间隔 2~3 天交换 1 次，坚持每天自行按压 3~4 次，每穴按压 1~3 分钟，以出现酸胀感为宜。10 次为 1 个疗程，休息 5~7 天，继续下 1 个疗程。

爱心贴士

（1）注意经期卫生，勤换卫生巾和内裤。

（2）月经期禁止房事。

（3）注意保暖，忌涉水、游泳。

（4）避免精神紧张、恐惧、忧虑和烦恼。

（5）适当进行体育锻炼和体力劳动，不宜做剧烈运动，注意休息。

第二节　月经不调

月经不调是指月经的周期、经期、经量、经质发生异常改变的一种妇科疾病。大多患者为体质虚弱或内分泌失调所致。凡是月经周期出现异常，都属于月经不调，其发生的原因有很多方面，如内外环境的改变、过度的精神刺激、饮食因素和其他疾病的影响。它并不是大病，只要坚持科学调理，就能慢慢治愈。

【症状】　临床症状主要表现为经期超前或延后、经量或多或少、色淡红或暗红、有血块，经质清稀或赤稠，并伴有头晕、心悸、心烦易怒、睡眠较差、腰酸腰痛、精神疲倦等。

【穴位选配】　（图 4-2）

主穴：肾上腺、内分泌、卵巢。

配穴：肝、脾、肾、皮质下、缘中。

【按压方法】　主穴全选，寻找敏感点选配穴 2~3 个，双耳交替使用，每间隔 2~3 天交换 1 次，坚持每天自行按压 3~4 次，每穴按压 1~3 分钟，以出现酸胀感为宜。10 次为 1 个疗程，休息 5~7 天，继续下 1 个疗程。

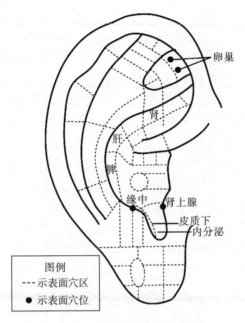

卵巢

肾

肝

脾

缘中　肾上腺

皮质下

内分泌

图例
--- 示表面穴区
● 示表面穴位

图 4-2　月经不调耳压穴位图

爱心贴士

（1）注意经期卫生，保持阴部清洁，应特别注意下半身的保暖。

（2）生活有规律，保持心情舒畅，适当锻炼身体和参加轻体力劳动。

（3）经期严禁性生活。

（4）戒烟，忌食辛辣、刺激性食物，适当补血。

第三节　闭　　经

闭经又称经闭，是指女子年过 18 岁后，月经仍未来潮，或曾经来而又中断达 3 个月以上的病症。中医学认为闭经可分为血枯闭经和血滞闭经两大类。先天肾气不足，或后天肝肾亏损，或反复出血而闭经为血枯闭经；精神刺激，郁怒伤肝，肝气郁结，或经期受凉，导致闭经为血滞闭经。

【症状】　妇女超过 18 岁仍不来月经或已经建立了正常月经周期后，连续 3 个月以上不来月经。

【穴位选配】　（图 4-3）

主穴：卵巢、内生殖器、肾上腺、内分泌、皮质下。

配穴：心、肝、肾、脾、缘中。

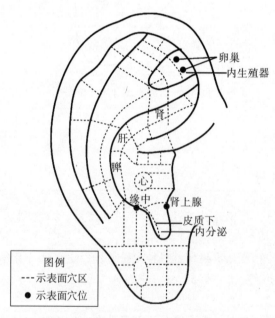

图 4-3　闭经耳压穴位图

【按压方法】　主穴全选，寻找敏感点选配穴 2~3 个，双耳交替使用，每间隔2~3天交换1次，坚持每天自行按压3~4次，每穴按压1~3分钟，以出现酸胀感为宜。10次为1个疗程，休息5~7天，继续下1个疗程。

爱心贴士

（1）注意将闭经和早期妊娠相鉴别。

（2）避免过度疲劳和精神刺激，调适情志，劳逸结合，适当参加体育锻炼。

（3）调节饮食，注意蛋白质等的摄入，避免过分节食或减肥，造成营养不良引发此病。

（4）注意经期及产褥期卫生。

第四节　经前紧张综合征

育龄妇女在月经前7~14天，反复出现一系列精神、行为及体质等方面的症状，月经来潮后症状迅速消失。这一周期性改变有很大个体差异，也是育龄期妇女的普遍现象。经前期紧张综合征可能与神经因素、水盐的潴留、内分泌因素有关。

【症状】　临床表现为头痛、乳房胀痛、疲劳、紧张、全身乏力、精神压抑或易怒、烦躁、失眠、盆腔沉重感、腹痛、腹泻、钝性腰背痛、鼻塞、水肿等症状。

【穴位选配】　（图4-4）

主穴：内分泌、肾上腺、卵巢、皮质下。

配穴：肝、脾、肾、神门、内生殖器。

【按压方法】　主穴全选，依照敏感度选取2~3个配穴，两耳交替使用，每间隔2~3天交换1次，每天自行按压3~4次，每穴按压1~3分钟，以出现酸胀感为宜。10次为1个疗程，休息5~7天，继续下1个疗程。

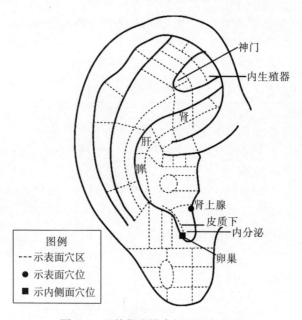

图 4-4　经前紧张综合征耳压穴位图

爱心贴士

　　（1）参加适当的体育锻炼，如气功、太极拳等，增强体质，锻炼意志。

　　（2）注意劳逸结合，避免精神紧张。增加营养，改善体质，进食高蛋白、少盐饮食，限制食盐摄入量，每日 7 克左右。预防纠正低血糖。

第五节　白带过多

　　妇女从阴道内经常流出白色黏液，绵绵如带，称为白带。其带下量多如崩，色如米泔者称为白带过多。此症状可见于多种妇科炎症中。

【**症状**】　本病表现以带下量多，色如米泔为特征。若兼见质黏稠，无臭味，绵绵不断，面色㿠白或萎黄，神疲肢冷，纳少便溏者，则为脾虚湿盛。若量多质稀，淋漓不断，腰痛如折，小腹觉冷，小溲清长，大便溏薄者为肾气虚弱。若阴部灼热，头晕目眩，五心烦热，失眠多梦，溲黄便结者为真阴不足。

【**穴位选配**】　（图 4-5）

主穴：内分泌、卵巢、肝、角窝中。

配穴：肾、脾、膀胱、肺、肾上腺。

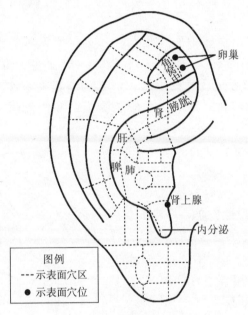

图 4-5　白带过多耳压穴位图

【**按压方法**】　主穴全选，选配穴 2~3 个，用王不留行籽贴压在敏感点上。实证用强手法刺激，虚证则轻轻按揉。取一侧耳穴，两耳交替或者两耳同时，每天治疗 1 次，7 天为 1 个疗程，疗程间隔 3~5 日。

爱心贴士

（1）患者应养成良好的卫生习惯，勤洗勤换内裤，保持会阴部清洁卫生。

（2）注意饮食调养，清心寡欲，减少房事，注意劳逸适度，多行户外活动。

第六节　功能性子宫出血

功能性子宫出血属中医"崩漏"范畴，有两种类型，来势急，血量多，血流如注的称为"崩"；来势缓，出血少，淋漓不断的称为"漏"。二者虽有轻重缓急的不同，但其病理基本一致，而且在发病过程中，常可互相转化。本病多因脏腑受损，冲任失调，不能约束经血所致。

【症状】　功能性子宫出血临床表现月经无规律，量多，经期延长，妇科检查找不到明显器质性病变。伴有贫血、头晕、神乏。

【穴位选配】（图4-6）

主穴：内生殖器、肾上腺、内分泌、卵巢。

配穴：肝、肾、脾、神门、屏尖、耳尖。

【按压方法】　主穴全选，根据症型选取相应配穴，肾虚加肝、肾；脾虚加脾、肾；血瘀加肝；血热妄行加神门、屏尖、耳尖。

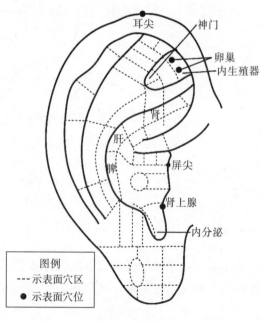

图4-6　功能性子宫出血耳压穴位图

两耳交替进行，每间隔 2~3 天交换 1 次，每天自行按压 3~4 次，每穴按压 1~3 分钟，以出现酸胀感为宜。10 次为 1 个疗程，休息 5~7 天，继续下 1 个疗程。

爱心贴士

（1）耳穴贴完后一定要按压，按压的力度要根据患者病情、耐受情况等进行调整，不可损伤局部皮肤。

（2）要严格消毒，以防感染。夏季可 1 天更换 1 次，避免穴位局部潮湿。

（3）耳压治疗本病的效果较佳，但治疗时的手法要强，一般即日或 2~3 日月经量可减少。如在出血期前治疗，一般 3~5 日后出血量显著减少或停止。若在出血之前治疗，可减少出血量、缩短出血时间。

（4）要明确病因，出血量较多，病势急者，应采取综合治疗。

第七节　子宫脱垂

子宫从正常位置沿阴道下降，宫颈外口达坐骨棘水平以下，甚至子宫全部脱出于阴道口以外，称子宫脱垂，也叫子宫下垂。子宫脱垂一般有下坠感，平时就会腰酸背痛，严重时还会拖累膀胱及直肠，而会有频尿、小便解不干净或大便不顺之感。

【症状】　根据患者平卧屏气时子宫下降的程度，将子宫下垂分为 3 度，它们分别症状表现如下。

（1）Ⅰ度：宫颈外口未达到处女膜缘或已达处女膜缘，未超过该缘。无须特殊治疗，注意休息即可恢复。

（2）Ⅱ度：宫颈已脱出阴道口，宫体或已脱出阴道口。患者在行走、劳动、下蹲或排便等导致腹压增加时，有块状物自阴道口脱出，开始块状物经平卧休息可变小或消失。

（3）Ⅲ度：宫颈及宫体全部脱出于阴道口外。患者即使休息后，块状物也不能自行回缩，通常需用手推送才能将其还纳至阴道内。

【穴位选配】 （图 4-7）

主穴：脾、肾、内生殖器、下垂点。

配穴：肾上腺、外生殖器、交感、皮质下、腹。

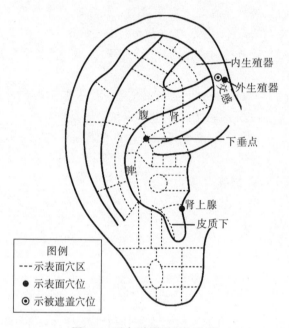

图 4-7 子宫脱垂耳压穴位图

【按压方法】 主穴全选，寻找敏感点选配穴 2~3 个，双耳交替使用，每间隔 2~3 天交换 1 次，坚持每天自行按压 3~4 次，每穴按压 1~3 分钟，以出现酸胀感为宜。10 次为 1 个疗程，休息 5~7 天，继续下 1 个疗程。

爱心贴士

（1）加强饮食营养，多吃高蛋白、低脂肪食物，如鸡蛋、鱼、瘦肉、乳制品，多吃蔬菜、水果等，增加维生素的吸收，禁食辛辣食物和刺激性食物。

（2）平时注意休息，保证充足睡眠。睡觉时宜垫高臀部或脚部。

（3）适当参加体育活动，增强体质。

（4）不要长时间站立或下蹲，不可用力提取重物，尽量少做屏气等能增加腹压的动作。

（5）平时注意做提肛运动，一缩一放的进行，每日2次，每次15分钟。

（6）伴有便秘、咳嗽者，应先治愈这些疾病，以免腹压增高，加重子宫脱垂。

第八节 子宫颈炎

子宫颈是通向子宫的通道，它的作用不容小觑。月经来潮时，经血通过子宫颈排出；性生活时，精子通过子宫颈进入宫腔；分娩时，子宫颈更要经历明显的变化，可以从1厘米扩大到10厘米左右，以便胎宝宝通过。因此，子宫颈是保护子宫的"屏障"，是防止病原体侵入宫腔的重要防线。正因为宫颈"公务"繁忙，它也成为诸种妇科病的温床，尤其是子宫颈炎症。子宫颈的炎症称为子宫颈炎，它是妇科常见疾病之一，包括宫颈阴道部炎症及宫颈管黏膜炎症。临床上将子宫颈炎分为急性子宫颈炎和慢性子宫颈炎。临床上以慢性子宫颈炎为多见，是一种育龄妇女的常见病。本病以阴道分泌物增多为主要表现，属于中医学"带下病"的范畴。

【症状】 宫颈炎的主要症状为阴道分泌物增多，呈黏液脓性，阴道分泌物的刺激可引起外阴瘙痒，伴有腰酸及下腹部坠痛。常有下泌尿道症状，如尿急、尿频、尿痛。妇科检查见宫颈充血水肿、糜烂，有黏液脓性分泌物自宫颈管流出。

【穴位选配】（图4-8）

主穴：卵巢、肝、脾、肾、角窝中、三焦、内分泌、肾上腺。

配穴：腹、腰骶椎、艇中。

【按压方法】　主穴全选，选配穴2~3个，用王不留行籽贴压在敏感点上，取一侧耳穴，两耳交替进行，每间隔2~3天换1次，7次为1个疗程，休息3~5天。

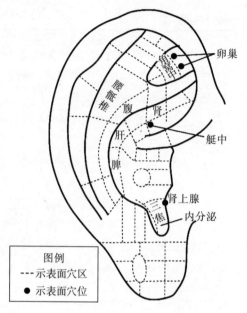

图4-8　子宫颈炎耳压穴位图

爱心贴士

（1）保持外阴清洁，每日清洗外阴并更换内裤，防止重复感染。

（2）讲究性生活卫生，适当控制性生活，坚决杜绝婚外性行为和避免经期性交，治疗期间禁房事。

（3）积极有效采取避孕措施，避免计划外妊娠，少做或不做人工流产。

（4）注意流产后及产褥期的卫生，预防感染。

（5）患有急性宫颈炎的患者应及时、彻底治疗，以免迁延不愈转为慢性。

（6）同时卧床休息，宜取半卧位，以使炎性渗出物局限在盆腔最下部，并有利于恶露的排出。

第九节　盆　腔　炎

　　盆腔并非女性的生殖器官，而是一个组织，但对女性的意义非同一般。盆腔包括的器官有输卵管、子宫体部、卵巢及盆腔腹膜与子宫周围的结缔组织。盆腔炎是指病原体通过生殖道的血管、淋巴管或直接蔓延，从而引起女性盆腔生殖器官及其周围的结缔组织、盆腔腹膜发生的炎症。病变分为子宫内膜炎、输卵管炎、输卵管卵巢炎、盆腔腹膜炎和盆腔结缔组织炎。盆腔炎有急性和慢性两种。急性盆腔炎发展可引起弥漫性腹膜炎、败血症、感染性休克，严重者危及患者生命。慢性盆腔炎多是急性盆腔炎未能彻底治愈，或患者体质较差病情迁延而致。

　　【症状】　盆腔炎常表现为月经增多、白带增多、下腹部坠痛及腰骶部酸痛，常在劳累、性交后及月经前后加剧。有时可有低热，易感疲乏，神经衰弱症状。

　　（1）急性盆腔炎：起病急，病情重，检查时发现患者呈急性病容，体温高，心率快，下腹部有肌紧张、压痛及反跳痛。可出现下腹疼痛、发热、寒战、头痛、食欲不振。

　　（2）慢性盆腔炎：全身症状为有时低热，易感疲劳，下腹部坠胀、疼痛及腰骶部酸痛，常在劳累、性交后、月经前后加剧。部分患者由于病程长而出现神经衰弱症状，如失眠、精神不振等。

　　【穴位选配】　（图4-9）
　　主穴：盆腔、肾上腺、肾。
　　配穴：内分泌、神门、三焦、肝、耳尖。

　　【按压方法】　主穴全选，寻找敏感点选配穴2~3个，双耳交替使用，每间隔2~3天交换1次，坚持每天自行按压3~4次，每穴按压1~3分钟，以出现酸胀感为宜。急性出现高热可加耳尖放血，每隔2天1次，10次为1个疗程，休息5~7天，继续下1个疗程。

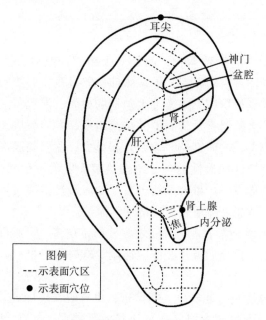

图4-9　盆腔炎耳压穴位图

爱心贴士

（1）饮食应以清淡为主，多食有营养的食物，忌食生冷和刺激性食物，多喝水。

（2）加强经期、产后、流产后的个人卫生，注意保暖，不宜过度劳累。

（3）避免洗盆浴及不必要的妇科检查。

（4）经期禁止房事。

第十节　乳　腺　炎

乳腺炎是指细菌侵入乳管和乳腺组织引起的急性炎症。包括急性乳腺炎的乳汁郁积期、蜂窝织炎期、脓肿形成期。此病多发生在产后 3~4 周，故又称为哺乳期乳腺炎。多由金黄色葡萄球菌或链球菌感染所致。

【症状】

（1）初起有乳房胀痛，连及同侧腋下，或伴有畏寒、发热、食欲不振、大便干等症状。

（2）进一步发展可出现乳房疼痛加剧，寒战、高热、头痛。

（3）查血常规白细胞增多明显，分类中中性粒细胞比例增高。

【穴位选配】 （图 4-10）

主穴：内分泌、肾上腺、胸、胃、肝。

配穴：耳尖、神门、皮质下。

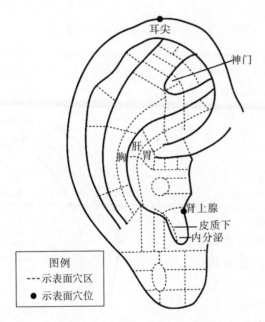

图 4-10 急性乳腺炎耳压穴位图

【按压方法】 在主穴中根据敏感程度取 3~4 个，按病症取配穴，疼痛剧烈加神门、皮质下。左右耳交替进行，每间隔 2~3 日换 1 次，每天自行按压 3~4 次，每穴按压 1~3 分钟，以出现酸胀感为宜。

爱心贴士

（1）产前应用酒精擦洗乳头及乳晕，使乳头变硬。

（2）定时哺乳，且每次哺乳都应使乳汁吸尽，防止积乳。

（3）如发现积乳成块已吸不出来，可局部冰水冷敷。

（4）炎症明显时应停止哺乳，但仍须将乳汁吸出。可由丈夫帮助吸出。

（5）如已成脓，波动感明显时，应及时到外科就诊，以便及时切开引流。

第十一节　乳腺增生

乳腺增生是由内分泌失调引发的乳腺疾患，是困扰女性的常见病之一，有70%~80%的女性都有不同程度的乳腺增生，多见于25~45岁的女性。

【症状】　突出症状是月经前乳房疼痛明显，多为乳房外上侧及中上部疼痛明显，月经后疼痛减退或消失，乳房内能够触及大小不等的包块或条索状增生物。

【穴位选配】　乳腺、胸、内分泌、肝、皮质下、肾（图4-11）。

【按压方法】　取以上主穴，探寻耳穴敏感点，用王不留行籽贴压。

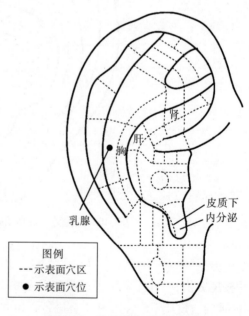

图例
--- 示表面穴区
● 示表面穴位

图4-11　乳腺增生耳压穴位图

早、中、晚 3 次自行按压，每次每个穴位按 30 次。在经前 1 周及经后 1 周治疗，月经来潮时取下。连续 3 个月为 1 个疗程。

爱心贴士

（1）解除患者的思想压力，使其能够心情愉快地配合治疗。

（2）增加营养，充分休息，避免食用刺激性食物。

（3）本病有 2%~3% 恶变的可能，应定期复查。

第十二节　产后缺乳

产后乳汁甚少或全无，称为产后缺乳，亦称乳汁不行。本病不仅只出现于产后，在整个哺乳期均可出现，但以前者为多见。若在哺乳期再度妊娠而出现的缺乳，不属病态。

【症状】　产后或哺乳期，乳汁分泌少或全无，不够喂养婴儿。无乳房红肿热痛及化脓溃破。

【穴位选配】（图 4-12）

主穴：内分泌、胸、交感。

配穴：气血虚者加脾、胃、肾；肝郁气滞者加肝、神门。

【按压方法】　取所有主穴及辨证取相应配穴，在所选穴区寻找敏感点，用王不留行籽贴压。气血虚弱者用揉按法，肝郁气

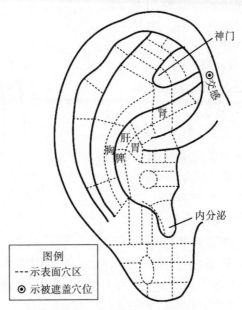

图 4-12　产后缺乳耳压穴位图

滞者用对压或直压法。每次取一侧耳穴，双耳交替。2~3 天换 1 次，至乳汁能满足婴儿需要为止。

爱心贴士

(1) 保持乐观，避免紧张抑郁。
(2) 生活规律，劳逸适度。
(3) 哺乳规律，方法得当。
(4) 丰富饮食，加强营养。

第十三节　女性更年期综合征

女性更年期综合征是指妇女进入绝经期前后，由于卵巢功能衰退、雌激素水平下降而引起的一种病症。很多人认为更年期十分可怕，其实更年期只是一个正常的生理过程，只需积极地调理就可以避免更年期综合征。

【症状】　主要表现为月经不规律、烦躁易怒、潮热汗出、腰膝酸软、失眠多梦、头晕耳鸣、健忘多疑、性欲减退、乏力、注意力不集中等。

【穴位选配】　(图4-13)

主穴：内分泌、卵巢、缘中、肝、肾。

配穴：三焦、枕、心、垂前。

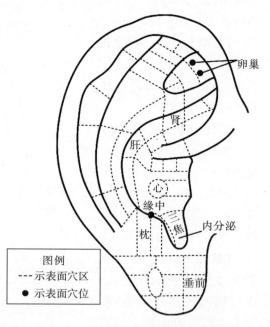

图 4-13　女性更年期综合征耳压穴位图

【**按压方法**】　主穴全选，选配穴 1~2 个，体质虚弱者用较轻的手法，每次取一侧耳穴，两耳交替进行，3~5 日换 1 次。10 次为 1 个疗程。

爱心贴士

（1）患者应保持乐观、积极的心态去看待更年期，并定期去医院体检。

（2）加强营养，多做户外运动。多吃富含雌激素的食物及生菜和蛋白质补充品（尤其是低血糖患者），限用少量的酸酪乳或酸奶，少喝含咖啡因的饮品。

第五章　儿科常见病耳压疗法

第一节　小儿腹泻

小儿腹泻又称腹泻病，是由多种病原及因素引起的，以大便次数增多和大便性状改变为特点的一组消化道综合征，严重者可引起水、电解质紊乱和酸碱平衡失调，是婴幼儿时期的常见病，多发生于6个月至2岁的婴幼儿，夏秋季发病率最高，为我国儿科重点防治的"四病"之一。

【症状】

（1）轻型腹泻：多为饮食因素或肠道外感染引起，表现为食欲缺乏，腹泻，偶有恶心、呕吐，大便每天10余次，每次量少，呈黄或黄绿色，常见白色奶瓣和泡沫及少量黏液，大便镜检可见大量脂肪球和少量白细胞。

（2）重型腹泻：多为肠道内感染，起病急，胃肠道症状重，表现为呕吐、腹泻，每日数十次，大便呈黄绿色水样便或蛋花汤样、量多，经常伴有脱水、电解质紊乱及发热等全身中毒症状。

【穴位选配】（图5-1）

主穴：大肠、胃。

配穴：若感邪所致加

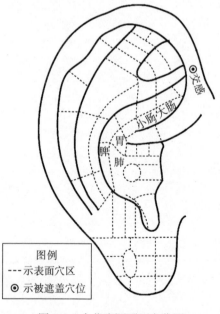

图例
--- 示表面穴区
⊙ 示被遮盖穴位

图5-1　小儿腹泻耳压穴位图

肺、小肠；若伤食所致加脾、交感。

【按压方法】　取以上主穴，随症取配穴，探寻耳穴敏感点，用胃肠安贴压。按压手法宜轻。每次选一侧耳穴，轻揉 0.5~1 分钟，每日 3~4 次、每天更换 1 次。

～～～ *爱心贴士*

（1）提倡母乳喂养，按时添加辅食，指导家长科学断乳。

（2）注意饮食卫生，食物要新鲜，食具要消毒，教育小儿饭前便后洗手，勤剪指甲，培养良好的卫生习惯。

（3）加强体格锻炼，适当户外活动。

（4）注意气候变化，防止受凉或过热。

（5）避免长期滥用广谱抗生素等。

第二节　小儿肠痉挛

肠痉挛又称痉挛性肠绞痛，是小儿急性腹痛中最为常见的功能性腹痛。

【症状】　临床表现为平时健康的小儿，突然发生阵发性、间歇性的腹痛，而在间歇期间，又找不到异常的体征，则是本病的主要特点。患儿的腹痛，可持续数分钟或数十分钟不等，时作时止。经反复发作数十分钟或数小时后，腹痛可不再出现。个别患儿，其反复发作的腹痛，可迁延数日，腹痛的程度轻重也各不相同，严重者可以出现就地翻滚。

【穴位选配】　（图 5-2）

主穴：皮质下、小肠、交感、神门、三焦、脾。

配穴：伴有食欲不振者加胃、肝、胰胆；便秘者加大肠、直肠；有蛔虫指征者加耳迷根；精神不振者重按脾。

【按压方法】　取以上主穴分成两组，每组 2~3 穴，并酌情选用配穴，用王不留行籽贴压。每日自行按压耳穴 3 次，每次 5~10 分钟，以所压耳穴出现胀痛且能忍受为度。每次取双侧耳穴、两组穴交替使用。隔日治疗

1 次，5 次为 1 个疗程。

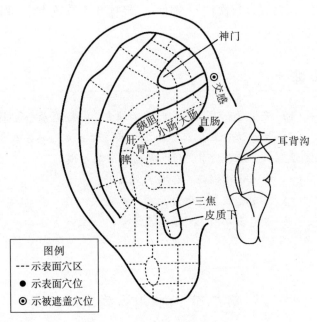

图 5-2　小儿肠痉挛耳压穴位图

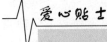

(1) 避免小儿暴饮暴食，且不得进食大量凉食。
(2) 注意婴儿的喂奶量不可过多，奶中加糖量也不宜过多。
(3) 必须注意腹部局部的保暖，防止腹部受凉。

第三节　小儿厌食

小儿厌食又称消化功能紊乱，是指小儿在较长时期内食欲减退或完全无食欲。它是一种症状，并非一种独立的疾病，主要的症状有呕吐、食欲缺乏、腹泻、便秘、腹胀、腹痛和便血等。厌食的发生无明显季节性，以1~7岁小儿常见，长期厌食会严重影响儿童的生长发育，易导致营养不良，贫血等不良后果。中医学认为小儿厌食与水湿困脾、脾胃阴虚、食滞胃脘等有关。

【症状】 病程持续2个月以上，食欲减退或消失，厌恶进食，食量显著少于同龄正常儿童。严重者可并发中度以上贫血、营养不良、佝偻病、智力发育障碍等，因机体抵抗力降低而反复感染。精神一般都比较好。重者形体消瘦，面色稍发黄，毛发稀黄、干枯，体重不增或下降。

【穴位选配】 （图5-3）

主穴：胃、脾、肝、小肠、神门、交感、内分泌。

配穴：腹痛者加腹；盗汗者加心、肺；易感冒者加咽喉、内鼻、外鼻。

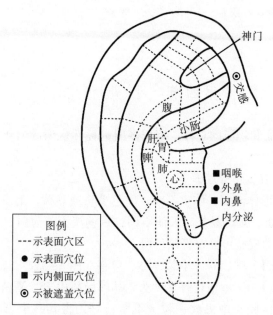

图5-3 小儿厌食耳压穴位图

【按压方法】 取以上主穴，随症取配穴，探得耳穴最敏感点，用王不留行籽贴压。双耳交替。每日按压3~5次，每次3~4分钟。

爱心贴士

（1）生活规律，睡眠充足，定时排便。

（2）有规律饮食，定时进餐，保证饮食卫生。

（3）小儿如果有零食摄入过多、餐前饮用大量饮料、进食时注意力不集中、边看电视边吃饭等不良饮食习惯，应予以纠正。

（4）当小儿生病时，注意不能过早、过多进食，尤其是富含脂肪、蛋白质、糖类的食物，需在疾病恢复期逐渐增加，才能保证胃肠功能的逐渐恢复。

（5）当孩子故意拒食时，不迁就小儿，不以满足要求作为让小儿进食的条件。

第四节 小儿疳积

疳积是疳症和积滞的总称。疳积多因消耗性疾病或消化不良而引起婴幼儿营养不良。

1. 饮食不节、脾胃亏虚

【症状】 形体消瘦，体重不增，面色少华或萎黄，毛发稀疏，食欲不振，或能食善饥，烦躁易怒，大便不调，舌偏淡，苔薄白，示指侧（靠近大拇指方向）的皮肤可见血管纹色白。

【穴位选配】 脾、胃、小肠、心、交感（图5-4）。

【按压方法】 王不留行籽耳压法。耳郭局部用75%酒精消毒，在一块0.5cm×0.5cm的胶布中央放一粒王不留行籽，将其贴于患者相应的耳穴上，嘱患者每天定时轻揉按压3次，以酸、麻、胀为度，每次5~10分钟。双耳交替换贴，每隔3日换1次压丸，10日为1个疗程。

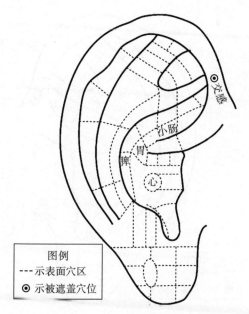

图5-4　饮食不节、脾胃亏虚小儿疳积耳压穴位图

2. 感染寄生虫

【症状】　形体消瘦,肚腹胀满,甚则青筋暴露,面色萎黄无华,毛发稀疏干枯,精神烦躁,睡眠不宁,或见揉眉挖鼻,吮指磨牙,食欲不振,部分食欲亢进,甚或喜食异物,大便下虫,舌淡,苔腻。

【穴位选配】　大肠、肝、交感、皮质下、三焦（图5-5）。

【按压方法】　益智仁籽耳压法。用益智仁籽粘贴在0.5cm×0.5cm的胶布中心,耳郭局部用75%酒精消毒后,将备用益智仁胶布固定在穴位处。用拇指和示指相对适度按压,每次5~10分钟,以酸胀为度。于晨起、午休、晚睡前各按压1次,双耳交替换贴,每隔3日换1次压丸,10日为1个疗程。

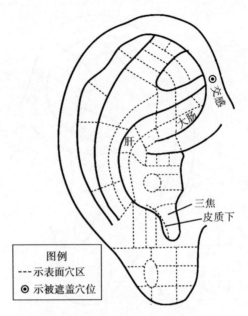

图 5-5 感染寄生虫小儿疳积耳压穴位图

爱心贴士

（1）加强饮食调理，饮食物要富含营养，易于消化。添加食物应由稀至稠，由少到多，由单一到多种，不可过急过快，要循序渐进地进行。

（2）保证病室温度适宜，光线充足，空气新鲜。患儿衣着要柔软，注意保暖，防止交叉感染。

（3）重症患儿要加强全身护理，注意皮肤等部位的清洁，以防止压疮（俗称褥疮）以及口疳、眼疳等兼证的发生。

（4）定期测体重、身高，及时了解和分析病情，观察疗效。

第五节　小儿夜啼

　　小儿夜啼是指半岁以内小儿，每到夜晚则啼哭不安，甚至通宵达旦，而白日如常，民间俗称"夜哭郎"。小儿夜啼是表达意愿的一种信号，也是一种辅助运动形式，应与急腹症及生理习惯性夜啼（如无灯则哭，见灯即止）相鉴别。

　　【症状】　患儿白天如常人，入夜则啼哭不止，或间歇啼哭或持续不休；可见四肢不温、食少便溏；或面赤唇红、烦躁不安、溲赤便秘；或精神不安、睡眠易醒、时作惊惕、面色青灰。

　　【穴位选配】　（图5-6）

　　主穴：心、神门、脑干。

　　配穴：肝、脾、肾。

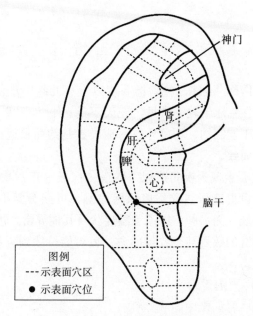

图5-6　小儿夜啼耳压穴位图

【按压方法】　耳郭局部用 75% 的乙醇消毒。在每块 0.5cm×0.5cm 的胶布中央放 1 粒王不留行籽。将胶布固定在相应的穴位处。拇指和示指相对适度按压，每穴按压 1~3 分钟，以酸胀为度。晨起、午休、晚睡前各按压 1 次，以酸胀为度。

每隔 2~3 天更换 1 次，左、右耳交替，5 次为 1 个疗程，休息 5~7 天，继续下 1 个疗程。

爱心贴士

(1) 仔细观察，找出孩子啼哭的原因，以便对因治疗。
(2) 卧室应保持清洁，安静。
(3) 平时勿惊吓孩子，以免使孩子因精神紧张而夜啼。
(4) 注意饮食卫生，以易消化食物为主。

第六节　小儿遗尿

小儿遗尿，俗称"尿床"，是指 3 岁以上小儿睡中小便自遗，醒后方觉的一种疾病。在临床上较为常见。先天不足，下焦虚寒，闭藏失职，或脾肺气虚，上虚不能制约，均可导致水道失去制约而致遗尿，或湿热蕴结膀胱，气化失司而致。

【症状】　主要表现为夜间遗尿，数夜一次或一夜一次甚至一夜数次，有的白天睡眠时也见遗尿，常常遗尿后惊醒，可能有胆小、怕羞、孤僻、易怒等非特异表现，无水肿、尿道刺激症状及其他异常。患儿年龄 ≥5 岁；病程长短不一，有的数月甚至数年不愈，也可能持续到青春期，甚至各种治疗也不能痊愈。

【穴位选配】　(图 5-7)

主穴：膀胱、肾、缘中。

配穴：食欲不振可加脾、胃。

【按压方法】　耳郭局部用 75% 的乙醇消毒。在每块 0.5cm×0.5cm 的胶布中央放 1 粒王不留行籽。将胶布固定在相应的穴位处。拇指和示指相

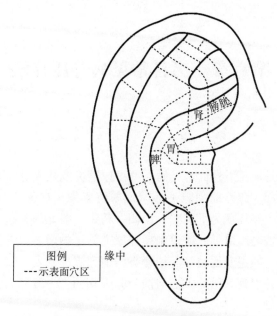

图 5-7　小儿遗尿耳压穴位图

对适度按压，每穴按压 1～3 分钟，以酸胀为度。晨起、午休、晚睡前各按压 1 次，以酸胀为度。

　　每隔 2～3 天更换 1 次，左、右耳交替，10 次为 1 个疗程，休息 2～3 天，继续下 1 个疗程。

爱心贴士

　　（1）鼓励患儿消除紧张情绪、怕羞心理，建立战胜遗尿的信心。

　　（2）勿使患儿过度疲劳和情绪激动，睡前控制饮水量。

　　（3）夜间按时唤醒患儿排尿，逐渐养成自控排尿习惯。

第六章　男科常见病耳压疗法

第一节　慢性前列腺炎

前列腺炎是成年男性的常见病，可由尿道炎波及或身体其他部位炎症继发感染而引起。急性前列腺炎症状似尿路感染，有尿频、尿急、尿痛。慢性前列腺炎主要表现为下腹痛，会阴、精索、睾丸部不适或抽搐，下腰痛，尿后滴沥或轻度尿频，尿道刺痒和尿道分泌物增多，常伴神经衰弱症状，包括性功能减退及遗精等。精囊炎与前列腺炎并发，除偶有血精表现外，无其他特殊发现，治疗方法与前列腺炎相同。一般分为湿热内蕴和脾肾亏虚两种类型。

1. 湿热内蕴

【症状】　小便次数增多，余沥不尽，或小便混浊，排尿延迟，或见尿道有涩热感，口渴等，或伴有遗精、早泄、阳痿等症状，舌红，苔黄腻，脉滑数。

【穴位选配】　内生殖器、外生殖器、肾上腺、脾、盆腔、内分泌（图6-1）。

【按压方法】　王不留行籽耳压法。耳郭局部用75%酒精消毒，在一块0.5cm×0.5cm 的胶布中央放一粒王不留行籽，将其贴于患者相应的耳穴上，嘱患者每天早、中、晚或不定时揉按，以酸、胀为度，每次4分钟。双耳交替换贴，隔3日换1次压丸，10天为1个疗程。

2. 脾肾亏虚

【症状】　小便次数增多，余沥不尽，或小便混浊，小腹坠胀，尿意不畅，面色无华，神疲乏力，劳倦或进食油腻则发作或加重，或伴有遗精、早泄、阳痿等症状，舌淡，苔薄白，脉沉细缓无力。

【穴位选配】　艇角、内生殖器、尿道、肾上腺、皮质下、神门（图6-2）。

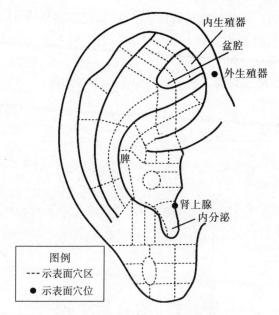

图 6-1　湿热内蕴慢性前列腺炎

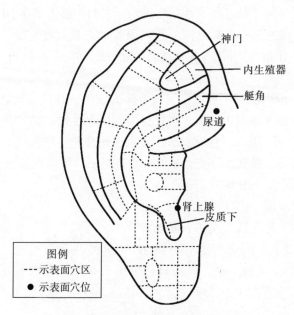

图 6-2　脾肾亏虚慢性前列腺炎

【按压方法】　王不留行籽耳压法。耳郭局部用75%酒精消毒，在一块0.5cm×0.5cm的胶布中央放一粒王不留行籽，将其贴于患者相应的耳穴上，嘱患者每天早、中、晚或不定时揉按，以酸、胀为度，每次4分钟。双耳交替换贴，隔3日换1次压丸，10天为1个疗程。

爱心贴士

（1）要合理安排日常生活，适当进行文体活动，增强体质，调节精神。

（2）对于慢性前列腺炎所致不育症患者不宜热水坐浴，以免妨碍生精。

第二节　前列腺增生

前列腺增生是一种老年男性的常见病，发病年龄大都在50岁左右，随着年龄增长其发病率也不断升高。其病理改变主要为前列腺组织及上皮增生，故称前列腺增生。前列腺增生与体内雄激素及雌激素的平衡关系密切。

【症状】　前列腺增生可由于气候冷热的变化、劳累或饮酒等因素，前列腺局部和膀胱颈部发生充血、水肿等引起完全性梗阻造成尿潴留。严重者在夜间熟睡时，尿液可自行流出，发生遗尿现象，尿液压力增大时可引起充溢性尿失禁，膀胱颈部充血或并发炎症结石，可出现尿血。

【穴位选配】　（图6-3）

主穴：肾上腺、内生殖器、内分泌、艇角。

配穴：肾、肝、脾、交感、膀胱。

【按压方法】　主穴全选，依照敏感度选取2~3个配穴，两耳交替使用，每间隔2~3天换1次，每天自行按压3~4次，每穴按压1~3分钟，以出现酸胀感为宜。10次为1个疗程，休息5~7天，继续下1个疗程。

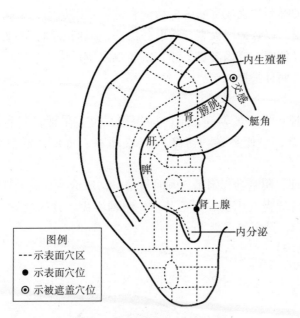

内生殖器

交感

肾　膀胱

艇角

肝

脾

肾上腺

内分泌

图例
--- 示表面穴区
● 示表面穴位
◎ 示被遮盖穴位

图 6-3　前列腺增生耳压穴位图

爱心贴士

（1）多饮水，不憋尿，以保持尿路通畅，并有利于前列腺分泌物的排出。

（2）调节性生活，不要频繁手淫，并应注意性生理卫生，以防止前列腺的过度充血及生殖器官感染的发生。

（3）对于已治愈的慢性前列腺炎患者，还应每晚热水坐浴，以改善前列腺的血运，防止炎症复发。

第三节　阳　　痿

阳痿是指阴茎不能勃起，或勃而不坚，不能进行正常性生活的一种疾病，其发病原因，西医认为除了生殖器官的器质性病变外，多数由于大脑皮质对勃起的抑制加强或脊髓中枢功能紊乱。中医认为，本病多因房事过度，久犯手淫，以致命门火衰；或思虑忧郁，损伤心脾，气血失荣；或惊恐伤肾，肝经郁闭；或因湿热下注，宗筋弛纵所形成。一般可分为实证阳痿和虚证阳痿两种类型。

【症状】

（1）实证：阴茎虽勃起，但时间短暂，每多早泄，阴囊潮湿、有异味，下肢酸重，小便赤黄，情绪抑郁或烦躁，舌红，苔白或黄腻，脉濡数。

（2）虚证：阴茎勃起困难，时时滑精，精薄清冷，头晕耳鸣，心跳不自主加快，自觉吸气不够，面色苍白，精神不振，腰膝酸软，畏寒肢冷，舌淡，苔薄白，脉沉细弱无力。

【穴位选配】　（图6-4）

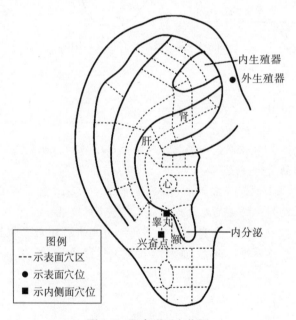

图6-4　阳痿耳压穴位图

主穴：外生殖器、内生殖器、睾丸、兴奋点、肾。

配穴：肝、内分泌、额、心。

【按压方法】　主穴全选，寻找敏感点选配穴 2~3 个，双耳交替使用，每间隔 2~3 天交换 1 次，坚持每天自行按压 3~4 次，每穴按压 1~3 分钟，以出现酸胀感为宜。10 次为 1 个疗程，休息 5~7 天，继续下 1 个疗程。

爱心贴士

（1）耳穴贴完后一定要按压，按压的力度要根据患者病情、耐受情况等进行调整，不可损伤局部皮肤。

（2）要严格消毒，以防感染。夏季可 1 天更换 1 次，避免穴位局部潮湿。

（3）中年以后体质衰弱，起病缓慢，因肝肾两亏，难以速效，需增加疗程。

（4）耳压疗法对原发性阳痿可获满意疗效，对继发性者，应治疗原发病。

（5）配合心理治疗，予以心理疏导，消除其紧张情绪。

（6）治疗期间应停止房事。

第四节　早　　泄

早泄是男性最为常见的性功能障碍疾病，已成为世界各地泌尿外科和男科临床诊疗中最为常见的疾病之一。早泄是指射精发生在阴茎进入阴道之前，或进入阴道中时间较短，在女性尚未达到性高潮，提早射精出现的性交不和谐障碍。早泄的诊断标准在于女方是否满足。类型分为器质性和非器质性（心理性、习惯性等原因引发的射精过快现象）导致早泄的原因主要可以分为心理和生理两大部分，应针对性的治疗。

【症状】　早泄的临床表现主要是射精过快。

早泄一般有几种类型：其一是习惯早泄，症状有性欲旺盛，阴茎勃起有力，交媾迫不及待，大多见于青壮年人；其二是年老性早泄，是由性功能减退引起；其三是偶见早泄，大多在身心疲惫，情绪波动时发生。

　　男性早泄的程度可以分为三种，症状如下：

　　（1）轻度：阴茎插入阴道内时间 1~3 分钟，能抽动 15 次以上，但不能控制性高潮。

　　（2）中度：阴茎插入阴道能抽动 1~15 次，时间少于 1 分钟，不能控制射精。

　　（3）重度：阴茎不能行阴道内插入，或能插入但不抽动即射精。

　　【穴位选配】　（图 6-5）

　　主穴：内分泌、内生殖器、外生殖器、肾上腺。

　　配穴：肝、肾、皮质下、交感、缘中。

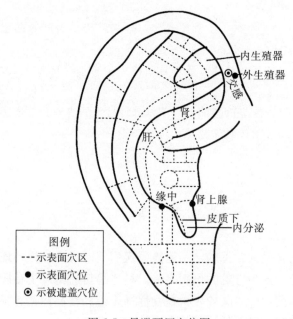

图 6-5　早泄耳压穴位图

　　【按压方法】　主穴全选，寻找敏感点选配穴 2~3 个，双耳交替使用，每间隔 2~3 天交换 1 次，坚持每天自行按压 3~4 次，每穴按压 1~3

分钟，以出现酸胀感为宜。10次为1个疗程，休息5~7天，继续下1个疗程。

爱心贴士

（1）在治疗的同时，要注意精神护理，对患者传授必要的性卫生知识，指导患者合理安排性生活。

（2）对心理因素致病者，可用暗示疗法，鼓励患者对治疗有信心，戒除手淫。

（3）防止身心过劳，并协调夫妻关系，融洽双方感情，以利疾病恢复。

第五节　遗　精

遗精有梦遗、滑精之分，因梦而泄精称为梦遗，无梦而泄精称为滑精。本病多见于西医所言的神经衰弱、睾丸炎、附睾炎以及精囊炎等病。中医认为，梦遗多系劳神太过，肾阴亏耗，心火妄动，或湿热下移，精宫不宁所成；滑精多由房室无度，频犯手淫，或病久下元亏损，以致肾气虚亏，气不摄精，精关不固而成。

【症状】　本病以遗精次数频繁、排精量较多为主症，并伴有失眠、头晕、疲乏、腰酸、心烦等症。

【穴位选配】　（图6-6）

主穴：心、肾、皮质下、内生殖器。

配穴：神门、交感、缘中、肝、脾。

【按压方法】　主穴全选，寻找敏感点选配穴2~3个，双耳交替使用，每间隔2~3天交换1次，坚持每天自行按压3~4次，每穴按压1~3分钟，以出现酸胀感为宜。10次为1个疗程，休息5~7天，继续下1个疗程。

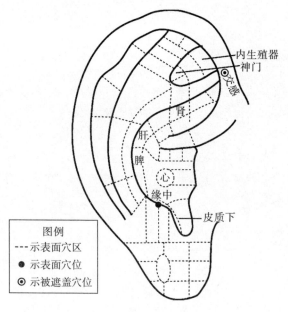

图 6-6　遗精耳压穴位图

爱心贴士

（1）勿把生理现象视为疾病，增加精神负担。成人未婚或婚后久别 1~2 周出现一次遗精，遗精后并无不适，这是生理现象。千万不要为此忧心忡忡，背上思想包袱，自寻烦恼。

（2）患病之后，不要过分紧张。遗精时不要中途忍精，不要用手捏住阴茎不使精液流出，以免败精潴留精宫，变生他病。

（3）少吸烟，少饮酒、茶、咖啡，少食葱蒜等辛辣刺激性物品。不用烫水洗澡，睡时宜屈膝侧卧位，被褥不宜过厚，内裤不宜过紧。

第七章 皮肤科常见病耳压疗法

第一节 皮肤瘙痒症

皮肤瘙痒症是指皮肤无原发性损害，只有瘙痒及因瘙痒而引起的继发性损害的一种皮肤病。本病好发于老年人及成年人，多见于冬季。

【症状】 根据临床表现，可分全身性皮肤瘙痒症和局限性皮肤瘙痒症两种。前者周身皆可发痒，部位不定，此起彼伏，常为阵发性，以夜间为重。患者因痒而搔抓不止，皮肤常有抓痕、血痂、色素沉着等，后者瘙痒仅局限于某一部位，常见于肛门、外阴、头部、腿部、掌部等。

【穴位选配】 （图7-1）

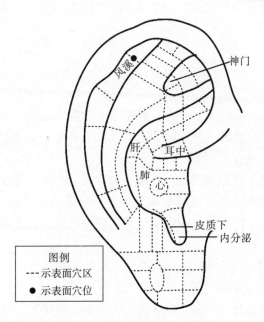

图7-1 皮肤瘙痒症耳压穴位图

主穴：肺、神门、耳中、风溪、相应部位。

配穴：心、肝、皮质下、内分泌。

【按压方法】 主穴全选，选配穴 2~3 个，双耳交替使用，每间隔 2~3 天交换 1 次，坚持每天自行按压 3~4 次，每穴按压 1~3 分钟，以出现酸胀感为宜。10 次为 1 个疗程，休息 5~7 天，继续下 1 个疗程。

爱心贴士

（1）生活有规律，注意保暖，避免冷热刺激，内衣以棉织品为宜。

（2）全身性瘙痒症患者应注意减少洗澡次数，洗澡时不要过度搓洗皮肤，不使用碱性肥皂。

（3）放松精神，避免恼怒忧虑。戒烟酒、浓茶、咖啡及辛辣刺激食物，饮食中注意补充脂肪。

（4）当皮肤发痒又发黄时，应到医院检查一下肝和胆，看是否患有胆结石。

第二节　荨麻疹

荨麻疹俗称"风疹块"，是由多种原因引起的皮肤、黏膜小血管扩张及通透性增强而出现的一种局限性水肿反应。荨麻疹的病发速度很快，而且很容易蔓延至全身。

【症状】 患者皮肤骤然瘙痒异常，搔之疹块凸起，多成块成片，疏密不一。发作时间不定，一日可多次反复发作，多持续数小时后自然消退，不留痕迹。本病部位不定，可出现于身体任何部位，以上臂及大腿内侧为多见。

【穴位选配】（图 7-2）

主穴：风溪、耳中、肾上腺、耳尖。

配穴：肺、大肠、小肠、胃、脾、内分泌、皮质下、对屏尖。

【按压方法】 主穴全选，可将配穴分为 3~4 个组交替使用，2~3 天换

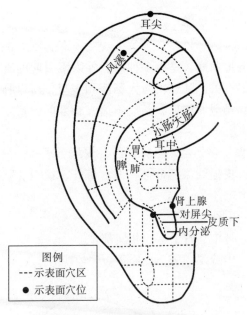

图 7-2　荨麻疹耳压穴位图

1 次，发病较急的可采用对压法强刺激，发病缓慢且反复发作的可采用轻刺激，但疗程较长，需要长时间的坚持治疗。10 次为 1 疗程，休息 5～7 天，继续下 1 个疗程。

爱心贴士

（1）忌食辛辣鱼腥发物和油炸肥腻食物。

（2）宜进清淡饮食，多休息，勿疲累，适度地运动。

（3）保持皮肤清洁，避免强烈抓搔患部，不用热水烫洗，不滥用刺激性强烈的外用药物。

第三节 湿 疹

湿疹是常见的皮肤病，是由多种内、外因素引起的真皮浅层及表皮炎症。皮肤病与肺经有关，肺经又与大肠经相表里，所以肺功能弱时，肺部的毒素就会从大肠排泄。如果大肠经不通，肺部的毒素就排不出去了，便在皮肤上表现出来。

【症状】 皮损呈多形性。可见潮红、皮疹、水疱，很快发生渗出、糜烂、结痂性损害，皮损处瘙痒难忍。进食鱼虾、饮酒、肥皂洗、热水烫均可使皮损加重。

【穴位选配】 （图 7-3）

主穴：风溪、耳中、肾上腺、相应部位。

配穴：大肠、内分泌、肺、皮质下。

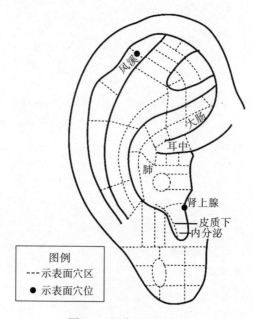

图 7-3 湿疹耳压穴位图

【按压方法】 主穴全选，寻找敏感点选配穴 2~3 个，双耳交替使用，每间隔 2~3 天交换 1 次，坚持每天自行按压 3~4 次，每穴按压 1~3 分钟，以出现酸胀感为宜。10 次为 1 个疗程，休息 5~7 天，继续下 1 个疗程。

爱心贴士

（1）饮食起居规律，避免精神紧张；适当进行体育锻炼，劳逸结合。

（2）注意个人卫生，保持皮肤清洁，避免一切可能的刺激因素，切勿搔抓摩擦、热水烫洗、用碱性肥皂洗、使用刺激性强外用药物等。

（3）戒烟酒、浓茶、咖啡及辛辣刺激食物，饮食中注意补充脂肪。

第四节 痤 疮

痤疮是发生在毛囊皮脂腺的慢性皮肤病，发生的因素多种多样，但最直接的因素就是毛孔堵塞。毛孔堵塞以后，毛囊里面的油脂排不出来，越积越多就形成一个个小痘痘。

【症状】 面部、胸部、肩颈部、背部等局部皮肤表面出现疙瘩，形如粟米，有黑头，用力挤压，可见有白色黏液流出，易反复出现。

【穴位选配】 （图 7-4）

主穴：肺、内分泌、面颊、皮质下、脾、胃、耳尖。

配穴：心、大肠、神门。

【按压方法】 取所有主穴和相应症状的配穴，热盛者加心、大肠；痒甚者加神门。用王不留行籽贴压，用对压或直压手法刺激耳穴，取一侧耳穴，两耳交替进行，每次按压 30 秒，3 日 1 换，10 次为 1 个疗程，疗程间隔 3~5 日。

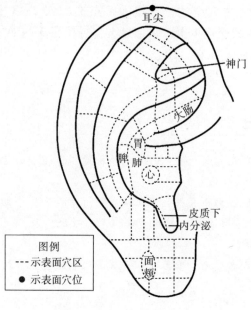

图 7-4　痤疮耳压穴位图

爱心贴士

（1）避免过多食用脂肪、糖类及辛辣刺激性食物，戒烟酒。
（2）平时多洗脸，不宜用油性化妆品。

第五节　神经性皮炎

神经性皮炎是一种皮肤神经功能障碍性疾病，以阵发性皮肤瘙痒和皮肤苔藓化为主症，好发于颈后及两侧、肘窝、腘窝、尾骶等处。中医认为此病以内因为主，心绪烦扰，七情内伤，内生心火而致。

【症状】　初起皮疹较红，瘙痒较剧。夜间尤甚，热烫可使瘙痒加剧。搔后出现针头大小、不规则或多角形扁平丘疹，呈皮肤色或浅褐色，高出皮肤表面。病久，局部皮肤粗糙、肥厚，皮纹加深，呈苔藓样变。

【穴位选配】 （图 7-5）

主穴：肾上腺、肝、神门、相应部位。

配穴：肺、心、风溪、皮质下、枕。

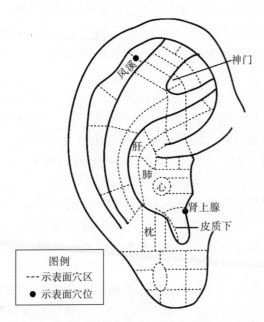

图 7-5　神经性皮炎耳压穴位图

【按压方法】　主穴全选，选配穴 2~3 个，双耳交替使用，每间隔 2~3 天交换 1 次，坚持每天自行按压 3~4 次，每穴按压 1~3 分钟，以出现酸胀感为宜。10 次为 1 个疗程，休息 5~7 天，继续下 1 个疗程。

爱心贴士

（1）养成生活规律的好习惯，避免过度精神紧张，注意劳逸结合，避免过度劳累。

（2）不喝酒、浓茶，不吃辛辣及刺激性食品，不滥用外用药。

（3）避免各种不良的机械性、物理性刺激。

（4）避免搔抓、摩擦及热水烫洗等。

第六节　脂溢性皮炎

脂溢性皮炎又称脂溢性湿疹，是发生于头面及胸背等皮脂溢出较多部位的一种慢性炎症性皮肤病，常自头部开始向下蔓延至其他脂溢部位，表现为黄红丘疹或斑片，边缘清楚，表面被覆油腻性鳞屑或痂皮，伴有不同程度的瘙痒。

【症状】　本病可发生在各年龄阶段。好发于皮脂溢出部位，以头、面、胸和背部等处多见。皮损初起为毛囊性丘疹，逐渐扩大融合成暗红或黄红色斑，被覆油腻鳞屑或痂，可出现渗出、结痂以及糜烂并呈湿疹样。严重者皮损泛发全身，皮肤呈弥漫性潮红和显著脱屑，称为脂溢性红皮病。且有不同程度瘙痒。本病慢性经过，可反复发生。

头皮损害主要为两种类型：①鳞屑型：常呈红斑或红色毛囊丘疹并有小片糠秕状脱屑，头发表现为干燥、细软、稀疏或脱落；②结痂型：多见于肥胖者，头皮厚积片状，覆以油腻性黄色或棕色痂，痂下炎症明显，间有糜烂、渗出。

颜面受累时常和痤疮伴发；耳部受累者可累及耳后皱襞、耳郭及外耳道，常伴有耳后皱襞处裂隙；躯干部皮损多为淡红色圆形或椭圆形斑片，境界清楚，相邻者倾向融合形成环形、多环形或地图状等，表面覆以油腻性细碎鳞屑，有时表面可有轻度渗出；肥胖的中年人多连累皱褶部（如乳房下、腋窝、外生殖器、大腿内侧、腹股沟等），皮损类似体癣，易出现念珠菌感染。

【穴位选配】　（图7-6）

主穴：交感、内分泌、皮质下、相关部位。

配穴：肺、肝、胰胆、大肠、小肠。

【按压方法】　主穴全选，选配穴2~3个，双耳交替使用，每间隔2~3天交换1次，坚持每天自行按压3~4次，每穴按压1~3分钟，以出现酸胀感为宜。10次为1个疗程，休息5~7天，继续下1个疗程。

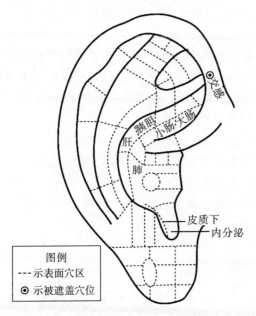

图 7-6　脂溢性皮炎耳压穴位图

爱心贴士

（1）保持生活规律和睡眠充足，精神愉快，按时服药。

（2）调节饮食，限制多脂多糖饮食，不饮酒，不吃辛辣刺激性食物，要多食蔬菜水果等。

（3）调节胃肠功能，保持排便通畅，必要时可用适量番泻叶泡水代茶饮。

（4）勤洗头，一般 3～5 天洗 1 次，宜用硫黄软皂，禁止烫洗和搔抓。

（5）急性期要避免风吹日晒，不要用强刺激性药物。

第七节　接触性皮炎

接触性皮炎是皮肤接触了某种致敏物质或刺激物质发生的一种皮肤和黏膜部位的炎症性变态反应。大多为急性，皮损好发于暴露部位。过敏体质的人接触某种药物如牛膝、银杏等，或动物的皮毛、化妆品、塑料制品、化学纤维，以及鱼虾等而引发。

【症状】　有致病物质接触史，皮疹表现有红斑、丘疹、水疱、渗液、糜烂、结痂，患者自觉有剧烈瘙痒或烧灼及胀痛感。

【穴位选配】　（图7-7）

主穴：神门、风溪、肾上腺、相应部位。

配穴：肝、脾、肺、枕、内分泌。

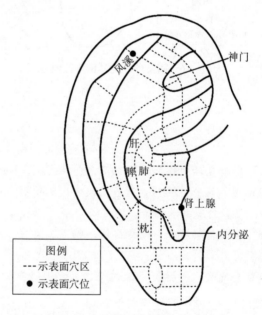

图7-7　接触性皮炎耳压穴位图

【按压方法】　主穴全选，选配穴2~3个，双耳交替使用，每间隔2~3

天交换 1 次，坚持每天自行按压 3~4 次，每穴按压 1~3 分钟，以出现酸胀感为宜。10 次为 1 个疗程，休息 5~7 天，继续下 1 个疗程。

爱心贴士

（1）尽可能避免接触易致敏刺激物，必要时，应加强个人防护，如戴手套、穿防护服、戴口罩或外涂防晒霜。

（2）易引起过敏的物质，包括化妆品、染发剂、洗涤剂、防腐剂、化工原料、动物皮毛、生漆等，应避免接触。

（3）查明接触过敏的原因后，避免再次接触致敏原及其结构类似物。

（4）接触刺激物或化学性质不明物质后，立即用清水反复冲洗，尽快就医。

第八节　黄　褐　斑

黄褐斑为多见于中青年女性面部对称性的色素沉着性皮肤病，俗称"蝴蝶斑"。与紫外线照射、化妆品使用、妊娠、内分泌紊乱、药物、微量元素失衡、慢性疾病（如妇科疾病、肝炎、慢性酒精中毒、甲状腺功能亢进、结核病、内脏肿瘤等）、遗传因素有关。

【症状】　好发生在青中年女性，男性也可发生。皮损常对称分布于颜面颧部和颊部而呈蝴蝶形，亦可累及前额、鼻、口周和颊部。皮损为大小不一、边缘清楚的黄褐色或深褐色斑片，受紫外线照射后颜色加深；常在春夏季加重，秋冬季则缓解。无自觉症状。病程不定，可持续数月或数年。

【穴位选配】　（图 7-8）

主穴：肺、内分泌、肾上腺、面颊、皮质下、脾、肾、肝。

配穴：卵巢、内生殖腺、前列腺、神门。

【按压方法】　取所有主穴和相应症状的配穴，月经不调者加卵巢、内生殖腺；男性可加前列腺。用王不留行籽或磁珠贴压，用对压或直压的中

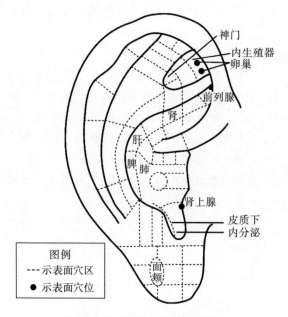

图 7-8　黄褐斑耳压穴位图

等刺激手法，每穴按压 30~60 秒，最好是能感受到耳郭发热，面颊部有感觉，双耳交替进行，3 日换 1 次，10 次为 1 个疗程，疗程间隔 3~5 日。

爱心贴士

　　（1）长期精神紧张、抑郁、睡眠不足等均可使黄褐斑加重，所以患者应该保证睡眠充足，缓解精神压力。
　　（2）食用感光性强的蔬菜后外出在阳光下活动，这会刺激黑色素加速沉积在暴露部位的皮肤。因此，如芹菜、胡萝卜、香菜等最好在晚餐食用。平时要多吃富含维生素 C 的苹果、西瓜、桃子等。

第九节　扁　平　疣

疣是人类乳头瘤病毒（HPV）所引起的一种皮肤表面赘生物，扁平疣是其中的一种，多见于儿童及青年。中医认为，本病是因气血失调，风热血滞，肌肤失荣，风邪搏于肌肤所致。

【症状】　疣是突出于皮肤表面的良性赘生物，形状大小不一，数量多少不一，一般多无自觉症状，好发于颜面部、头部和手背部。

【穴位选配】　（图7-9）

主穴：肾上腺、内分泌、肺、相应部位。

配穴：肝、脾、大肠、皮质下、神门。

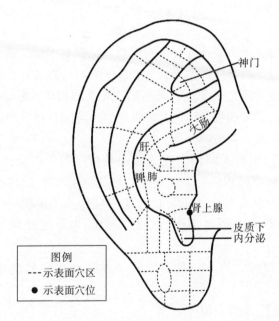

图7-9　扁平疣耳压穴位图

【按压方法】　主穴全选，寻找敏感点选配穴2~3个，双耳交替进行，每间隔2~3天交换1次，坚持每天自行按压3~4次，每穴按压1~3分钟，以出现酸胀感为宜。10次为1个疗程，休息5~7天，继续下1个疗程。

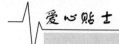

爱心贴士

患者注意避免摩擦、挤压疣体，注意避免感染。

第十节 寻 常 疣

疣是人类乳头瘤病毒（HPV）所引起的一种皮肤表面赘生物，临床上常见的有寻常疣、扁平疣、跖疣和尖锐湿疣等，疣状表皮发育不良也被认为与HPV感染密切相关。

【症状】

（1）好发于儿童和青少年，无自觉症状，偶有压痛，常见于手指、手背以及足缘等处。初起为针尖大的丘疹，渐渐增大到豌豆大或更大，半圆形或多角形丘疹，质地坚硬，表面粗糙，乳头样增生，状如花蕊或刺状，呈灰黄、污褐或正常肤色，初发大多为单个，可因自身接种而增多至数个或数十个。偶尔数个损害融合在一起。

（2）疣生长形态不同而出现的特殊类型。①甲周疣：发生在甲缘，有触痛，易致皲裂而感染。②丝状疣：好发生在颈部、眼睑或颏部等处，为单个细软的丝状突起，呈正常肤色或棕灰色。③指状疣：在同一柔软基础上产生参差不齐的多个指状突起，尖端为角质产物质，数目多少不定。

（3）病程缓慢，约65%的寻常疣可在2年内自然消退，愈后不留痕迹。

【穴位选配】（图7-10）

主穴：肺、枕、内分泌、肾上腺。

配穴：指、跟、踝。

【按压方法】 取以上主穴，随症取配穴，探得耳穴敏感点，用王不留行籽贴压。并嘱患者自行按压，每穴位50次，每天3次，间隔2~3天后换压另一侧耳穴，20次为1个疗程。

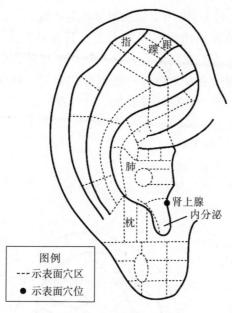

图 7-10　寻常疣耳压穴位图

爱心贴士

（1）指导患者加强营养和体育锻炼，提高机体抵抗力。

（2）疣有自限性，可在 2 年内自行消退，应嘱患者不要恐惧，不要乱用药物，到正规医院诊治。并嘱患者避免搔抓，以免因自身接种而致皮肤损害泛发。对于治疗后的患者，注意局部清洁，防止继发感染。

第十一节　白　癜　风

白癜风是一种色素脱失的皮肤病，好发于青年人，且常发生在颜面部、手背部和躯干部。本病中医称为"白驳风"，多因风湿邪郁于肌肤，致使气血失和，肌肤失于濡养，或由肝肾不足所致。

【症状】 皮肤突然出现色素脱失斑，且逐渐扩大，损害数目增多，可呈圆形、椭圆形或不规则形，大小不等。斑片呈乳白色，周围色素较深，表面平滑，斑内毛发变白。一般无自觉症状，对日光敏感，稍晒即起红斑。病情发展不一，有时进展快，有时静止不变。病程较长，不易消退。

【穴位选配】 （图7-11）

主穴：风溪、耳中、肺、相应部位。

配穴：内分泌、肾、肾上腺、肝、皮质下。

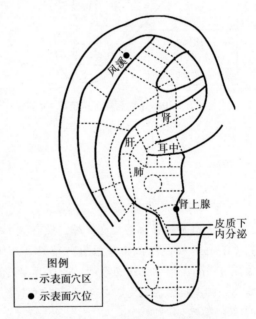

图7-11　白癜风耳压穴位图

【按压方法】 主穴全选，寻找敏感点选配穴2~3个，双耳交替使用，每间隔2~3天交换1次，坚持每天自行按压3~4次，每穴按压1~3分钟，以出现酸胀感为宜。10次为1个疗程，休息5~7天，继续下1个疗程。

爱心贴士

（1）正确指导患者使用外用药，观察患者对外用药的反应。

（2）服药期间密切注意药物不良反应。长期服用激素者，注意观察血糖、血压、血钾及消化道有无出血等，定期复查白细胞及肝脏功能，每周测一次体重。

（3）指导患者在光化学疗法期间保护眼睛及生殖器，戴眼镜以防白内障的发生。

（4）自体表皮移植术严格无菌操作，预防感染。

（5）定期门诊复查。

（6）加强营养，多食富含维生素C和维生素E的新鲜水果和蔬菜。忌食光敏性药物及食物，如补骨脂素、甲氧沙林等。

（7）加强身体锻炼，提高机体免疫力，但避免外伤。

第十二节　带状疱疹

带状疱疹是由水痘–带状疱疹病毒引起的一种以簇集状丘疱疹、局部刺痛为特征的急性疱疹性皮肤病，中医学称本病为"蛇丹""蛇串疮""蜘蛛疮""缠腰火丹"。本病临床辨证可分为肝经郁热型、脾经湿热型、瘀血阻络型。治则以清热利湿、泻火解毒、活血通络、化瘀止痛为主。

【症状】

（1）肝经郁热：皮损鲜红，疱壁紧张，灼热刺痛，口苦咽干，烦躁易怒，大便干，小便黄。苔黄，脉弦滑数。

（2）脾经湿热：皮损色淡，疱壁松弛，口渴不欲饮，胸脘痞满，纳差，大便时溏。舌红、苔黄腻，脉濡数。

（3）瘀血阻络：皮疹消退后局部仍疼痛不止，伴心烦不寐。舌紫黯、苔薄白，脉弦细。

【穴位选配】　肺、肝、胰胆、胃、神门（图7-12）。

【按压方法】　取双侧耳穴，探得敏感点处，采用王不留行籽贴压，用拇指以中等力度按压耳穴3~5分钟，每日8~10次，每2日更换1次药丸。

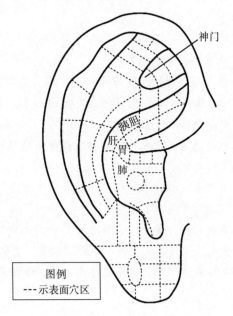

图 7-12　带状疱疹耳压穴位图

爱心贴士

（1）耳穴贴完后一定要按压，按压的力度要根据患者病情、耐受情况等进行调整，不可损伤局部皮肤。

（2）要严格消毒，以防感染。夏季可1天更换1次，避免穴位局部潮湿。

（3）耳压治疗带状疱疹有明显的止痛效果，而且能减少神经痛的后遗症状。一般治疗1~2个疗程即可见症状消失，水疱缩小，颜色变黯，结疤脱落，从而达到治愈的目的。

（4）若疱疹处皮损严重，可在患处用2%甲紫（龙胆紫）涂擦，防止继发感染。组织病或恶性肿瘤合并本病时，应采取中西医结合综合治疗措施。

（5）本病应与湿疹、单纯疱疹、接触性皮炎、虫咬皮炎等相鉴别。

第十三节　酒　渣　鼻

酒渣鼻是以额面中部皮肤红斑、丘疹、脓疱，最后出现组织肥厚，形成鼻赘（又称肥大性酒渣鼻）为特征的慢性炎症性皮肤病。其发病可能与内分泌失调、消化功能紊乱、慢性病灶、嗜酒和过食辛辣食物有关。

【症状】　本病患者大多数是中年人，女性较多，但病情严重者多为男性患者。本病可分为三期，但各期之间无明显界限，经过缓慢，常并发痤疮及脂溢性皮炎。没有明显自觉症状。

（1）红斑期：面中部尤其是鼻部、两颊、前额、下颌等部位对称发生红斑，特别是在刺激性饮食、外界温度突然改变及精神兴奋时更为显著，自觉灼热。红斑初为暂时性，反复发作后长久不退，并在鼻翼、鼻尖及面颊等处出现表浅树枝状毛细血管扩张，使面部长时间发红，常伴毛囊口扩大及皮脂溢出等。

（2）丘疹脓疱期：病情继续发展时，在红斑基础上大量出现针头至绿豆大小丘疹、脓疱和结节，毛细血管扩张更为明显，纵横交错，鼻部，面颊部毛囊口扩大显著。皮损时轻时重，常此起彼伏，可持续数年或更久。中年女性患者皮损通常在月经前加重。

（3）鼻赘期：病程长久者鼻部皮脂腺和结缔组织增生，致使鼻尖部肥大，形成大小不同的紫红色结节状隆起，称为鼻赘。其表面凹凸不平，毛囊口明显扩大，皮脂分泌旺盛，毛细血管明显扩张。从红斑期发展至鼻赘期需要数十年。比较罕见，多为40岁以上男性。

【穴位选配】　（图7-13）

主穴：胃、肺、外鼻。

配穴：肝、内鼻、交感、肾上腺、内分泌。

【按压方法】　主穴全选，选配穴2~3个，双耳交替使用，每间隔2~3天交换1次，坚持每天自行按压3~4次，每穴按压1~3分钟，以出现酸胀感为宜。10次为1个疗程，休息5~7天，继续下1个疗程。

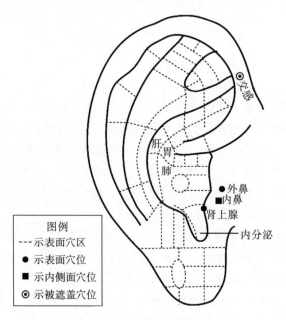

图例
- --- 示表面穴区
- ● 示表面穴位
- ■ 示内侧面穴位
- ◎ 示被遮盖穴位

图 7-13　酒渣鼻耳压穴位图

爱心贴士

（1）某些皮肤病如湿疹、银屑病、荨麻疹、酒渣鼻、脂溢性皮炎等，应注意限制食用鱼、虾、蟹等海鲜和辛辣性食物。

（2）油性皮肤者要经常用肥皂和温水清洗；干性皮肤者则应少用肥皂。

（3）在寒冷季节，要经常用润肤剂涂抹皮肤，保持皮肤柔软富有弹性，减少皮肤皲裂。

（4）即使是皮肤有细小的破损，也要及时处理；对已有感染的皮肤要注意清洁和保护，适当进行隔离，防止接触感染；对瘙痒性皮肤在积极治疗的基础上，要防止因抓挠引起继发感染；暑天，痱子是皮肤感染的预兆，因此，防痱、治痱至关重要。

（5）头发有保护头皮免受外界刺激的作用，应注意经常修剪，定期洗头，保持头皮的清洁。

（6）指甲要经常修剪，并清除指甲前端下的污物。

（7）保持精神愉快，注意锻炼，合理营养，提高机体免疫力，改善健康状况等。

第八章　五官科常见病耳压疗法

第一节　近　视

近视是指双眼近视清晰、远视模糊的一种常见的眼科疾病，大部分原因是用眼卫生不良所引起，如长时间在光线不足或过强的环境下读书写字，或躺在床上看书，或书写姿势不良等。中医学认为，本病因肝肾不足、气血亏虚、目失所养所致。

【症状】　患者视远物不清，而视近物清晰还可伴眼胀、头痛、视力疲劳等症状。

【穴位选配】　（图 8-1）

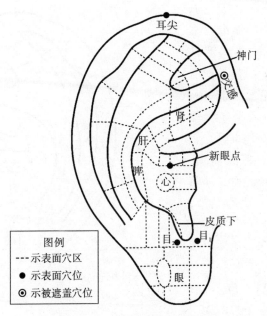

图 8-1　近视耳压穴位图

主穴：目₁、目₂、眼、肾、肝、新眼点。

配穴：心、脾、皮质下、交感、神门、耳尖。

【按压方法】 主穴全选，随证寻找敏感点取配穴 2~3 个，每隔 2~3 天换 1 次，两耳交替进行，坚持每日自行按压 3~4 次，每穴按压 1~3 分钟，以出现酸胀感为宜。10 次为 1 个疗程，休息 5~7 天，继续下 1 个疗程。

爱心贴士

注意用眼卫生，不在光线太弱或太强的环境下看书，不在躺着、走着、坐车时看书，经常平眺远方，以减轻眼疲劳。

第二节 急性结膜炎

急性结膜炎多由细菌、病毒感染或过敏等因素引起。本病属于中医"红眼""火眼""天行赤眼""目中赤痛"范畴。多因时气流行，风热毒邪外侵，肝胆火盛，风热相搏所致，多发生于春秋季节。

【症状】 临床症状骤起，眼灼痛，沙涩难忍，刺痒交作，怕光，眼屎而黏，眼睑微肿，结膜充血。耳前可触摸到如黄豆大小结节，压痛明显。全身可伴有恶寒、发热、鼻塞、流涕、咽喉肿痛等症。

【穴位选配】 目、眼、肝、肺、肾上腺（图 8-2）。

【按压方法】 以上穴

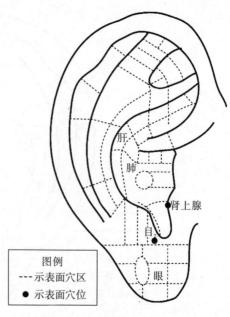

图 8-2 急性结膜炎耳压穴位图

位全选，每隔 2~3 天换 1 次，坚持每日自行按压 3~4 次，每穴按压 1~3 分钟，以出现酸胀感为宜。10 次为 1 个疗程，休息 5~7 天，继续下 1 个疗程。

爱心贴士

（1）注意个人卫生勤洗手，提倡一人一巾一盆；不能在传染期进入公共场所和游泳池，以免引起交叉感染；同时向患者和家属传授结膜炎预防知识和接触性隔离的方法。

（2）指导患者用药。白天滴眼药水，睡觉时涂眼药膏。使用眼药要注意一人一瓶；单眼患病患者实行一眼一瓶眼药。

（3）定期复查，如果自觉症状加重，立即就医。

（4）饮食要清淡富含营养，戒辛辣、烈酒、油煎等刺激性食物，多饮水，注意休息。

（5）患有淋球菌性尿道炎的患者，要注意每次便后立即洗手。如患有淋球菌性尿道炎的孕妇，须在产前治愈；对未愈产妇的婴儿出生后应常规滴用 1% 硝酸银滴眼液 1 次或涂 0.5% 四环素眼药膏，严密观察病情，以及时预防、治疗新生儿淋球菌性结膜炎。

第三节　白　内　障

老年性白内障是晶状体或其囊膜失去正常透明性，发生部分或全部晶状体混浊而影响视力的一种眼科慢性病。本病发病年龄多在 50 岁以上。是机体对日光、紫外线照射及化学制剂等发生反应或有糖尿病、高血压等家族遗传倾向，部分患者可由生命衰老所引起。老年性白内障属中医"圆翳内障"范畴。中医学认为本病与肝、肾、脾、胃相关。年老体弱或中气虚衰，精气不能上荣或肝肾两亏，虚火上炎，神水受伤而发病。本病耳压治疗，早期效果较好。

【症状】　本病初起无明显不适，仅觉视物不清，或眼前有黑点，以后则逐渐加重，出现眼前黑影，单眼复视，久之则视力渐降，终至不见事物，仅辨明暗，瞳孔可完全变为银白色。

【穴位选配】　（图 8-3）

主穴：目$_1$、目$_2$、眼、肝。

配穴：肾、肾上腺、心、内分泌、交感、皮质下。

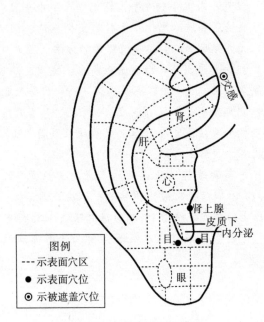

图 8-3　白内障耳压穴位图

【按压方法】　主穴全选，随证寻找敏感点取配穴 2~3 个，每隔 2~3 天换 1 次，两耳交替进行，坚持每日自行按压 3~4 次，每穴按压 1~3 分钟，以出现酸胀感为宜。10 次为 1 个疗程，休息 5~7 天，继续下 1 个疗程。

爱心贴士

（1）注意保暖，预防感冒，避免咳嗽、打喷嚏、擤鼻涕。

（2）饮食清淡，易消化，多进食富含蛋白质、维生素、纤维素的食物，保持大便通畅，不要屏气。

（3）向患者及家属讲解有关的护理常识，要保持个人卫生，洗手，禁止用手揉眼；避免负重与剧烈运动；保持大便通畅；洗头洗澡时，不要让脏水流入眼内，避免引发感染。

（4）按时用药，定期门诊随访。

第四节 青 光 眼

青光眼是指眼压间断或持续升高的一种眼病，持续的高眼压可以给眼球各部分组织和视功能带来损害，如不及时治疗，视野可以全部丧失而至失明。青光眼是导致人类失明的三大致盲眼病之一，总人群发病率为 1%，45 岁以后为 2%。

【症状】 临床上出现视盘萎缩和凹陷、视野缺损以及视力下降。

【穴位选配】 （图8-4）

主穴：目$_1$、眼、肾、肝、交感、新眼点。

配穴：神门、内分泌、耳尖、脾。

【按压方法】 主穴全选，随证寻找敏感点取配

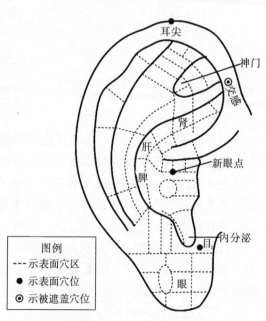

图 8-4 青光眼耳压穴位图

穴 2~3 个，每隔 2~3 天换 1 次，两耳交替进行，坚持每日自行按压 3~4 次，每穴按压 1~3 分钟，以出现酸胀感为宜。10 次为 1 个疗程，休息 5~7 天，继续下 1 个疗程。

爱心贴士

　　（1）做好儿童心理护理，集中进行伤害性治疗，尽可能减少患儿哭闹、以减少伤口及前房积血。

　　（2）注意保暖，防止受凉，保证围术期不发生上呼吸道感染。

　　（3）术前按要求时间禁食、水，夏天禁水时间不得超过 4~6 小时，防止出现脱水热。按医嘱给术前用药。

　　（4）术后按全麻木后常规护理，平卧头侧位，床旁备吸引器、氧气等急救用品，全麻清醒后 6 小时方可进母乳或半流质饮食，以免分泌物或食物误吸入气道。术后加强巡视，定时观察生命体征及病情变化。

　　（5）术眼术后用消毒纱布蔽盖不能多于 3 天，避免引起形觉剥夺性弱视。

第五节　视神经萎缩

　　视神经萎缩是由视神经炎或其他原因引起的视神经退行性病变，或原发于神经梅毒晚期，眶内肿瘤或炎症压迫；或继发于视网膜脉络膜炎、视网膜色素变性等。视神经萎缩属中医"青盲""视瞻昏渺"范畴。与心、肝、肾关系最为密切，肝肾阴亏、精气不能上荣，目失涵养或心营亏损，神气虚耗而发本病。

　　【症状】　本病初起眼外观良好，瞳孔不大不小，但瞳孔反射迟钝或消失。患者自觉视力渐减，随着病情发展可逐渐失明，色觉减退，视野不同程度的缩小，视野改变与视力减退同时进行。

　　【穴位选配】　（图 8-5）

　　主穴：目$_1$、目$_2$、眼、肝、交感。

配穴：肾、肾上腺、脾、心、胃、内分泌、肺。

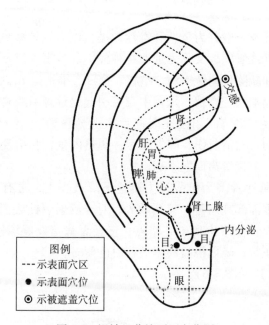

图8-5　视神经萎缩耳压穴位图

【按压方法】　取主穴，随证选择配穴，肝肾不足加肾、肾上腺；脾肾阳虚加脾、肾；心穴亏虚加心、脾、胃；气滞血瘀加内分泌、肺、心。

每隔2~3天换1次，两耳交替进行，坚持每日自行按压3~4次，每穴按压1~3分钟，以出现酸胀感为宜。10次为1个疗程，休息5~7天，继续下1个疗程。

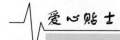

积极检查治疗原发病，发现视力下降，视野缺损要及时到医院就诊。

第六节　球后视神经炎

球后视神经炎一般分为急性和慢性两类，以后者较多见。主要是侵犯神经乳头黄斑纤维囊，故又称为轴性视神经炎。鼻窦炎以及各种传染病如脑炎、脑膜炎和新陈代谢性疾病、结核、梅毒、维生素 B_1 缺乏、多发性硬化症等均可引起本病，酒精、烟碱中毒可引起慢性球后视神经炎。本病急性期中医学称为"暴盲"，慢性期称为"视瞻昏渺"。本病的发生与肝、脾、肾关系密切。七情所伤，脾失健运，痰热内生，脉络受阻以及肝肾阴亏，虚火上炎，上扰清窍而发本病。

【症状】　急性者多为单眼视力迅速下降或丧失，常有眼球转动时疼痛、头痛或眼眶深部钝痛等，瞳孔散大，对光反射迟钝或消失，眼底正常或乳头稍稍充血，视野出现中心暗点；慢性者病情发展缓慢，多为双侧，眼底检查初期正常，晚期视盘颞侧呈苍白色萎缩。

【穴位选配】　（图 8-6）

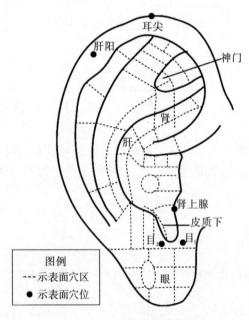

图 8-6　球后视神经炎耳压穴位图

主穴：目$_1$、目$_2$、眼、肝。

配穴：肝阳、耳尖、神门、皮质下、肾、肾上腺。

【按压方法】　取主穴，随证选择配穴，急性视神经炎加肝阳；疼痛严重加神门、皮质下；肝肾不足加肾、肾上腺。

每隔2~3天换1次，两耳交替进行，坚持每日自行按压3~4次，每穴按压1~3分钟，以出现酸胀感为宜。10次为1个疗程，休息5~7天，继续下1个疗程。

爱心贴士

(1) 本病发病急骤，视力下降严重，一经确诊应积极采用中西结合方法抢救视力。

(2) 患病期间应注意避免情绪刺激，保持二便畅通。

(3) 若因哺乳期发病，应立即断乳。产后发病，注意加强营养。

第七节　耳　　鸣

耳鸣一般是指人们在没有任何外界刺激条件下所产生的异常声音感觉。

【症状】　患者经常的或间歇性的自觉耳内鸣响，声调多种，或如蝉鸣，或如潮涌，或如雷鸣，难以忍受。鸣响或有短暂，或间歇出现，或持续不息。耳鸣对听力多有影响，但在早期或神经衰弱及全身疾病引起的耳鸣，常不影响听力。

【穴位选配】　（图8-7）

主穴：肝、肾、内耳、外耳。

配穴：三焦、胰胆、心、枕。

【按压方法】　取主穴，选择配穴1~2个，用王不留行籽贴压，取一侧耳穴，两耳交替进行，3~5日1换，10次为1个疗程，休息10日，继续下1个疗程。

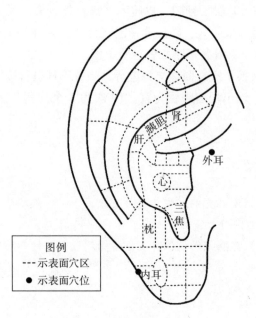

图 8-7　耳鸣耳压穴位图

爱心贴士

（1）及早去医院，配合专科医生进行检查和治疗。

（2）慎用耳毒性药物。

（3）多吃含铁、锌、维生素C、维生素E丰富的食物。忌过甜、过咸、油腻、含胆固醇过多的食物。忌食辛辣刺激性食物。

第八节　耳　聋

耳聋是指不同程度的听力减退，轻者耳失聪敏、听声不远或闻声不真，重则听力消失。本病常因内耳迷路炎、中耳炎、耳硬化、耳内肿瘤、药物中毒、内耳震荡及老年性耳聋等引发。一般分为风热侵袭和肝胆火旺两型。

【症状】

（1）风热侵袭：起病较速，突发耳鸣耳聋，伴鼻塞流涕，或有头痛、耳胀闷，或有恶寒发热、身痛，舌淡红，苔薄黄，脉浮数。

（2）肝胆火旺：情志抑郁或恼怒之后，突发耳聋，伴偏头痛、口苦、鼻咽发干、便秘、尿黄、面红目赤、易怒，舌边红，苔黄，脉弦数。

【穴位选配】 （图 8-8）

主穴：肝、肾、内耳、外耳。

配穴：三焦、胰胆、心、枕。

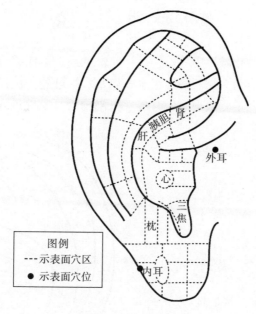

图 8-8 耳聋耳压穴位图

【按压方法】 取主穴，选择配穴 1~2 个，用王不留行籽贴压，取一侧耳穴，两耳交替进行，3~5 日换 1 次，10 次为 1 个疗程，休息 10 日，继续下 1 个疗程。

爱心贴士

（1）要注意避免耳外伤：一方面要防止耳部受到撞击，另一方面要避免接触噪声，如必须在噪声环境中工作，应做好个人防护，一旦发生听力下降，应脱离噪声环境进行治疗。

（2）要养成良好的生活习惯，注意饮食卫生，注意劳逸结合，保持心情舒畅，并进行适当的体育活动，这些对预防耳聋都有积极的作用。

第九节　中　耳　炎

中耳炎，又称化脓性中耳炎，是一种常见病。本病病程缠绵，且常反复发作，尤以儿童为多见。多因泪水、奶水、呕吐物、洗澡水或游泳，使水殃及中耳，以及上呼吸道感染时酸性分泌物沿耳咽管进入中耳道等因素而引起耳室发炎所致。

【症状】　临床以耳内反复流脓为特征。

【穴位选配】　（图8-9）

主穴：肝、肾、肾上腺、内耳、外耳。

配穴：耳尖、皮质下、目$_2$。

【按压方法】　辨证选择耳穴5~7个，用王不留行籽贴压，用对压或直压手法中等刺激耳穴，取一侧耳穴，两耳交替进行，1~2日换1次，5次为1个疗程。

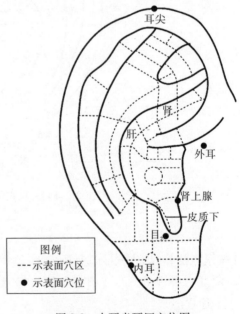

图8-9　中耳炎耳压穴位图

爱心贴士

（1）给患者提供安静，舒适的修养环境，减少外界刺激保证睡眠。

（2）锻炼身体，提高身体素质，积极预防和治疗上呼吸道感染。

（3）烟、酒可导致内耳损伤，引发听力障碍，有此习惯者应尽早戒除。

（4）合理饮食，注意营养，避免食辛辣、油炸食物。指导患者进食高蛋白质、高热量、高维生素的易消化的流食、半流食，与患者家属一同制订适合患者的营养饮食方案。

第十节 慢性鼻炎

鼻炎分为急、慢性鼻炎和急、慢性鼻窦炎。急性鼻炎是由于病毒、细菌感染引起的鼻黏膜急性炎症；慢性鼻炎是急性鼻炎反复发作的结果。本病属于中医"鼻渊""鼻鼽"和"脑漏"范畴，多因体虚外感风邪，肺气不宣，或蕴热化火所致。

【症状】 临床见症为鼻塞、流涕、喷嚏，可伴有头痛、头晕、发热、全身乏力，以及嗅觉减退。

【穴位选配】 内鼻、外鼻、肺、肾上腺、内分泌（图8-10）。

【按压方法】 以上穴位全选，双耳交替使用，每间

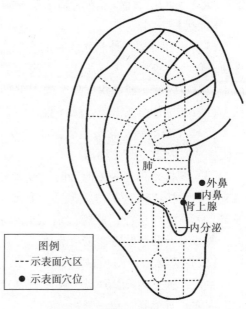

图8-10 慢性鼻炎耳压穴位图

隔 2~3 天交换 1 次，坚持每天自行按压 3~4 次，每穴按压 1~3 分钟，以出现酸胀感为宜。10 次为 1 个疗程，休息 5~7 天，继续下 1 个疗程。

爱心贴士

（1）改善生活和工作环境，避免粉尘和有毒、有害气体刺激。

（2）锻炼身体，提高机体抵抗力。注意防寒保暖。戒除烟酒嗜好。

第十一节　过敏性鼻炎

过敏性鼻炎是发生在鼻黏膜的变应性疾病，以 15~40 岁多见。临床将本病分为常年变应性鼻炎和花粉症两型，常年变应性鼻炎即通常所说的过敏性鼻炎，而花粉症仅在花粉播散期发病，每年发病季节基本一致。

【症状】

（1）风邪外袭：外感风寒者鼻塞较重，喷嚏频作，涕多而清稀，鼻音重浊，伴头痛身痛，无汗恶寒，舌淡、苔薄白，脉浮紧；外感风热者鼻塞而干，时重时轻，或鼻痒气热，涕少黄稠，发热恶风，头痛咽痛，口渴喜饮，舌质红、苔白或微黄，脉浮数。

（2）气滞血瘀：鼻塞无歇，涕多或黏白黄稠，嗅觉不敏，音声不畅。舌质红或有瘀点，脉弦细涩。

（3）气虚邪滞：鼻塞时轻时重或昼轻夜重，涕黏而稀，遇寒加重，头晕头重，舌淡红、苔薄白，脉缓；兼肺气虚者鼻腔发痒闷胀，喷嚏频作，鼻塞，流清涕，自汗；兼脾虚者气短音低，倦怠懒言，纳差，腹胀或腹泻；兼肾虚者形寒肢冷，腰膝酸软，舌淡胖、苔薄白，脉虚弱。

【穴位选配】（图 8-11）

主穴：肺、内鼻、外鼻、风溪、内分泌、额。

配穴：肾上腺、脾、肾。

【按压方法】取主穴，选取 3~5 个配穴，用王不留行籽贴压，取一侧耳穴，两耳交替进行，2~3 日 1 换，10 次为 1 个疗程，休息 10 天。发作频繁时双耳均进行贴压，3 日换 1 次，2 次治疗期间休息 1 日。

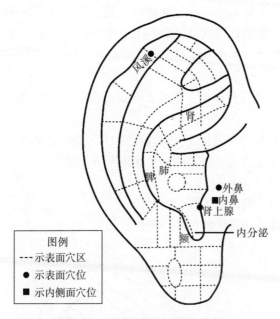

图 8-11　过敏性鼻炎耳压穴位图

爱心贴士

（1）耳压疗法对于本病的治疗和预防有一定的疗效，但疗效进展缓慢，需坚持 2~3 个疗程。

（2）若为季节性变态反应者，应在发病季节前治疗，可延迟发病时间或控制病情发作，以达脱敏和增强体质的作用。

（3）要注意避开过敏原，少食冰凉食品或较寒性食物，在空调环境时间不宜过长。

（4）偏冷天气时，早晨起床后，可用手按摩迎香穴至发热，再喝 1 杯温开水，外出注意防寒保暖。喝酸奶可缓解过敏性鼻炎。

第十二节　鼻　窦　炎

鼻窦炎是鼻窦黏膜的非特异性炎症，是鼻科常见多发病，可分为急性化脓性鼻窦炎和慢性化脓性鼻窦炎两类。中医认为鼻窦炎是因外邪侵犯鼻窦，窦内湿热蕴积，酿成痰浊所致。

【症状】

（1）急性化脓性鼻窦炎：多继发于急性鼻炎，以鼻塞、多脓鼻涕、头痛为主要特征。

（2）慢性化脓性鼻窦炎：常继发于急性化脓性鼻窦炎，以多脓鼻涕为主要表现，可伴有轻重不一的鼻塞、头痛及嗅觉障碍。

【穴位选配】（图8-12）

主穴：内鼻、额、肾上腺。

配穴：急性发作者加肺；慢性发作者加神门、脑干。

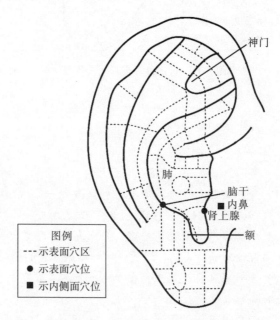

图8-12　鼻窦炎耳压穴位图

【按压方法】　取以上主穴，随症取配穴，探得耳穴敏感点，用王不留行籽贴压。每日按压 4~6 次，单耳或双耳交替使用，3~5 天换 1 次。

愛心贴士

（1）要进行体育锻炼，每天早上起来跑步，有助于增强体质，增强机体免疫力。

（2）日常饮食要清淡，不要吃辛辣的食物，鱼虾等腥味的食物要少吃。

（3）要提防感冒，感冒也会容易引发鼻炎的。

第十三节　急性咽炎

急性咽炎是咽黏膜、黏膜下组织及其淋巴组织的急性炎症。多因受凉、劳累等机体抵抗力降低时病毒或细菌乘机感染所致。长期受粉尘和有害气体的刺激，过度的烟酒等，亦可引起本病。本病可单独发生，也可继发于急性鼻炎或急性扁桃体炎，多发生于秋冬及冬春之交。

【症状】　起病多较急，先有咽部干燥、灼热，继而出现咽痛，空咽时疼痛更加明显，可影响进食，疼痛也可放射至耳部。全身症状多较轻，但因年龄、免疫力及病毒、细菌毒力不同而轻重不一，常见的有发热、头痛、食欲差、四肢酸痛等。

【穴位选配】　（图 8-13）

主穴：咽喉、内分泌、肾上腺。

配穴：神门、耳轮四穴、肺、耳尖。

【按压方法】　主穴全选，依照敏感度选取 2~3 个配穴，两耳交替使用，每间隔 2~3 天交换 1 次，每天自行按压 3~4 次，每穴按压 1~3 分钟，以出现酸胀感为宜。10 次为 1 个疗程，休息 5~7 天，继续下 1 个疗程。

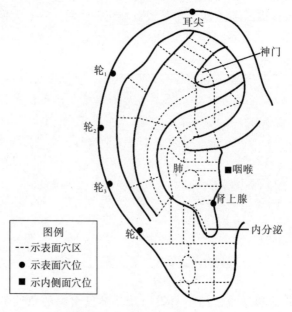

图 8-13　急性咽炎耳压穴位图

爱心贴士

（1）嘱患者发病期间，注意适当隔离，戴口罩，勤洗手，防止传播他人。

（2）保持空气新鲜与流通，中央空调环境中，应适时开窗，呼吸新鲜空气。避免咽部受刺激，远离有害环境。

（3）鼓励患者积极锻炼身体，增强体质。注意生活规律，尽量少喝酒，不抽烟，避免辛辣刺激性食物，保持大便通畅。

第十四节　慢性咽炎

慢性咽炎为咽部黏膜、黏膜下及淋巴组织的弥漫性炎症，常为上呼吸道慢性炎症的一部分，多见于成年人。本病病程长，症状顽固，较难治愈。多因急性咽炎反复发作演变而来，鼻部慢性炎症、下呼吸道慢性炎症、烟酒、粉尘或有害气体的刺激和慢性胃炎等全身慢性疾病也是常见病因。

【症状】 全身症状多不明显，主要症状包括咽异物感、干痒感、灼热感和轻微的疼痛，由于咽后壁常有黏稠分泌物刺激，晨起时常出现频发的刺激性咳嗽，伴恶心等。咳嗽时常无分泌物咳出。临床可分为慢性单纯性咽炎、慢性肥厚性咽炎、慢性萎缩性咽炎与慢性干燥性咽炎三种类型。

【穴位选配】 （图 8-14）

主穴：内分泌、咽喉、肺。

配穴：肾、肾上腺、气管、口、交感。

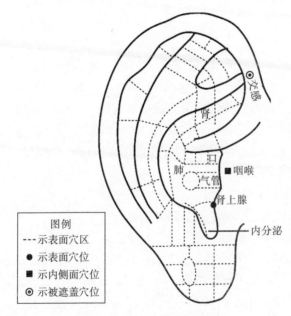

图 8-14　慢性咽炎耳压穴位图

【按压方法】 主穴全选，选取 2~3 个配穴，用王不留行籽贴压，双耳交替使用，间隔 2~3 天交换 1 次，坚持每天自行按压 3~4 次，每穴按压 1~3 分钟，以出现酸胀感为宜。10 次为 1 个疗程，休息 5~7 天，继续下 1 个疗程。

爱心贴士

（1）注意口腔卫生，经常漱口。

（2）勿饮烈性酒和吸烟，饮食应避免辛辣、油煎等刺激性食物。

（3）改善生活和工作环境，保持室内空气清新，避免接触有害气体。

（4）坚持户外活动，以增强体质，提高抗病能力，防止急性咽炎反复发作。

第十五节　扁桃体炎

扁桃体炎，多数因为链球菌、葡萄球菌侵入扁桃体所致。其症状有发热、咽痛、咳嗽、鼻塞等。本病属于中医"乳蛾""喉蛾"的范畴。

【症状】　临床上以咽部两侧的喉核（扁桃体）红肿发炎，咽喉梗阻，甚至化脓感染为特征。

【穴位选配】　（图 8-15）

主穴：扁桃体、咽喉、肾上腺、耳尖。

配穴：内分泌、神门、耳轮四穴、肺。

【按压方法】　主穴全选，选取 2~3 个配穴，两耳交替使用，每间隔 2~3 天交换 1 次，每天自行按压 3~4 次，每穴按压 1~3 分钟，以出现酸胀感为宜。10 次为 1 个疗程，休息 5~7 天，继续下 1 个疗程。

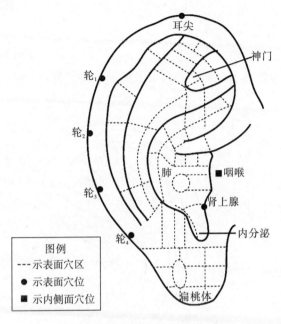

图 8-15 扁桃体炎耳压穴位图

爱心贴士

　　患者在治疗期间，注意居室空气流通，注意咽部卫生，常用清喉利咽之剂含漱，避免辛辣，选择易于消化、清淡之物，保持大便通畅，防止症状加重或复发。

第十六节　复发性口腔溃疡

　　复发性口腔溃疡是一种原因不明的口腔黏膜疾病。多发或单发于唇、舌、颊、腭等处，伴有剧烈疼痛。本病属于中医学"口糜"范畴，多由心火上炎、胃热上蒸、肝火上灼、肾火上亢等所致。

【症状】　临床表现为口腔黏膜反复发出表浅的圆形或椭圆形小溃疡。

【穴位选配】　（图 8-16）

主穴：口、舌、脾、心。

配穴：内分泌、肾上腺、神门、大肠、小肠、肾、交感。

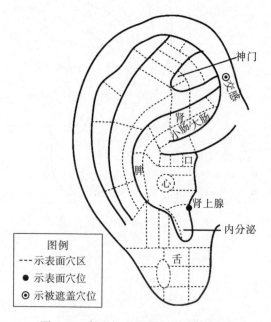

图 8-16　复发性口腔溃疡耳压穴位图

【按压方法】　主穴全选，依照敏感度选取 2~3 个配穴，两耳交替使用，每间隔 2~3 天交换一次，每天自行按压 3~4 次，每穴按压 1~3 分钟，以出现酸胀感为宜。10 次为 1 个疗程，休息 5~7 天，继续下 1 个疗程。

爱心贴士

（1）去除口腔局部刺激因素，保持良好口腔卫生。

（2）避免焦虑、抑郁、睡眠不良、过度劳累、情绪波动较大、吸烟、饮酒、喜食刺激性食物等不良状态和习惯，减少溃疡复发的概率。

（3）建议均衡的饮食结构，注意营养补充，增强口腔黏膜的抵抗力和免疫力。

第十七节　牙　痛

牙痛是口腔疾病中最常见的症状。西医学中的龋齿、牙髓炎、牙周炎、牙槽或牙周脓肿、冠周炎及牙本质过敏等均可引起牙痛。本病在临床辨证可分为风火外袭型、胃火炽盛型、虚火上炎型。治则以清热泻火、滋养肾阴、消肿止痛为主。

【症状】

（1）风火外袭：发作急骤，牙痛剧烈，牙龈红肿，喜凉恶热，兼发热、口渴、腮颊肿胀。舌红、苔薄黄，脉浮数。

（2）胃火炽盛：牙痛剧烈，牙龈红肿甚至出血，遇热更甚，伴口臭、尿赤、便秘。舌红、苔黄，脉洪数。

（3）虚火上炎：牙隐隐作痛，时作时止，午后或夜晚加重，日久不愈可见牙龈萎缩，甚则牙根松动，伴腰膝酸软、头晕眼花。舌质红嫩、少苔或无苔，脉细数。

【穴位选配】　（图8-17）

主穴：口、上颌或下颌、屏尖、神门、牙。

配穴：大肠、胃、肾。

【按压方法】　在耳穴中寻找敏感点，用王不留行籽贴压，用对压或直压手法强刺激耳穴，取一侧耳穴，3日换1次，5次为1个疗程。疼痛严重时可以进行双耳贴压。

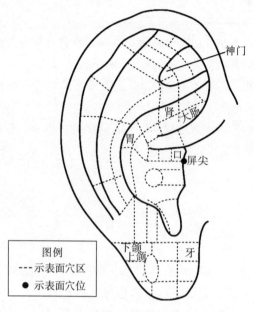

图 8-17　牙痛耳压穴位图

 爱心贴士

（1）耳穴贴完后一定要按压，按压的力度要根据患者病情、耐受情况等进行调整，不可损伤局部皮肤。

（2）要严格消毒，以防感染。夏季可 1 天更换 1 次，避免穴位局部潮湿。

（3）耳压治疗对牙痛有显著的治疗效果，一般 1 次即可止痛或痊愈，但对龋齿只能暂时止痛。

（4）牙痛的发生原因很多，应针对不同的原发病进行相应的治疗。

（5）注意口腔卫生，避免过度咀嚼硬物和冷、热、酸、甜等刺激。

（6）注意与三叉神经痛相鉴别。

第十八节　牙　周　炎

　　牙周炎是指发生在牙周组织的慢性破坏性疾病，牙龈、牙周膜、牙槽骨及牙骨质均有改变。除有牙龈炎的症状外，主要特征为牙周袋形成并有炎症，附着丧失和牙槽骨吸收。牙周炎是导致成年人牙齿丧失的主要原因。成人牙周炎又称慢性牙周炎，约占牙周炎的95%，是最为常见的牙周炎，可分为局限型和广泛型。引起牙龈炎的原因均是牙周炎的重要原因，全身因素如营养代谢障碍、内分泌紊乱、机体抵抗力低下，均与本病有密切关系。

　　【症状】

　　（1）牙龈红肿与出血：表现为牙龈颜色鲜红或暗红，明显肿胀，点彩消失，触之易出血。

　　（2）牙周袋形成：因牙周膜破坏，牙槽骨吸收，使牙龈的结合上皮向根方移位，龈沟加深超过3mm，即形成病理性牙周袋。

　　（3）牙齿松动：因牙周组织炎症加重，牙槽骨逐渐被吸收，牙齿因牙根失去支持而发生松动。

　　（4）牙周溢脓或牙周脓肿形成：牙周袋内因细菌感染形成慢性化脓性炎症，轻压牙周袋外壁，有脓液溢出，并伴有口臭。当脓性分泌物排出不畅时，炎症急性发作而形成牙周脓肿。表现为患牙的颊侧或舌侧牙龈近龈缘处局限性隆起、红肿，触痛明显，探之有深牙周袋。如果出现多个脓肿，患者有体温升高，区域性淋巴结增大，全身不适等表现。

　　【穴位选配】　（图8-18）

　　主穴：颌、牙、神门、皮质下。

　　配穴：口臭、便秘者加胃、大肠；肾阴不足，虚火上炎者加肾。

　　【按压方法】　取以上主穴，随症取配穴，探得耳穴敏感点，用王不留行籽贴压。每日按压3次以上，双耳或单耳交替使用，3~5天换1次。

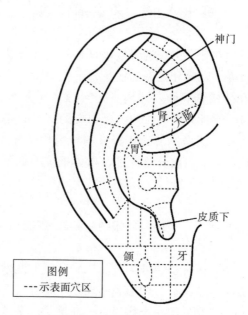

图 8-18　牙周炎耳压穴位图

爱心贴士

（1）保持良好的口腔卫生习惯：每天早晚各一次彻底刷牙，根据情况必要时可于每次饭后刷牙，每次至少 3 分钟，不能口含食物睡觉。进行牙周系统治疗的患者于第一次龈上洁治术后换用新牙刷，减少口腔与病原微生物接触的机会。

（2）牙周治疗后有些患者会出现牙齿过敏的症状，向其解释原因，嘱少食刺激性食物。治疗期间个别部位如有牙龈出血，刷牙时不可避让，否则造成恶性循环。抗生素及营养类药物只能作为辅助手段，不可代替牙周基础治疗。

第九章　其他常见病耳压疗法

第一节　晕　动　病

人晕车晕船主要原因是受车船的震动和声音震荡后，内耳前庭神经功能失常所致（也与车船空气不好，腹中无食，膈功能不佳有关）。

【症状】　症状是呕吐、全身无力、出虚汗等，使人非常难受，身体不平衡。

【穴位选配】　枕、胃、耳中、内耳、交感、皮质下、贲门（图9-1）。

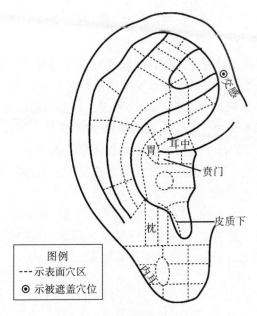

图 9-1　晕动病耳压穴位图

【按压方法】　在乘车、船、飞机前 30~60 分钟贴压上述穴位，且经常按压，以出现胀感为佳，刺激手法可强一些。途中如果出现上述症状，则用强刺激的手法按压耳穴，直到症状有所缓解。

爱心贴士

（1）可在乘车前 30 分钟，服用晕车药。

（2）不要坐在与公共汽车、火车、飞机运动相反的座位上，不要在运动中阅读。

（3）不要喝酒、抽烟，它们可以引起恶心。

（4）进食低脂、淀粉类食物，并且不要进食有强烈刺激气味和味觉的食物。

第二节　输液反应

输液反应又称发热反应，是静脉输液时由于致热原、药物、杂质、药液温度过低、药液浓度过高及输液速度过快等因素引起的一种病症。

【症状】　临床表现主要为发冷、寒战、面部和四肢发绀，继而发热，体温可达 41~42℃，可伴恶心、呕吐、头痛、头晕、烦躁不安、皮疹等，严重者可有昏迷、血压下降，出现休克和呼吸衰竭等症状而导致死亡。输液反应发生的早晚，要看致热原进入机体内的量、致热原的性质及患者的个体耐受性而异。

【穴位选配】　肾上腺、皮质下、神门、风溪、内分泌（图 9-2）。

【按压方法】　输血前 1 小时进行贴压，每 30 分钟按压 1 次，输血开始后每 20 分钟按压 1 次，直到输血过程结束。

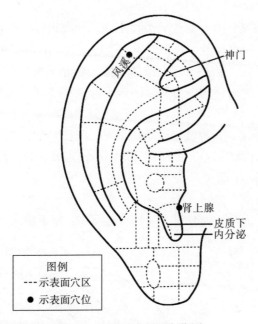

图 9-2 输液反应耳压穴位图

爱心贴士

（1）如患者在输液时出现输液反应，如心悸、头晕、汗出等时，应立即停止输液，平卧休息。

（2）输液滴速不宜过快，输入液量不可过多。对心脏病人、老年人和儿童尤须注意。

第三节 戒断综合征

戒断综合征是指戒烟或戒酒或戒断其他成瘾的药品及毒品时出现的乏力、全身不适、头痛、手足无措、心慌不宁、精力不集中，甚至流涎或涕泪俱下、烦躁、恶心呕吐等综合征。

【症状】

（1）肝风内动：性情暴躁，烦扰不安，抽搐谵妄，毁衣损物，碰伤头身，彻夜不眠，眼红口苦，涕泪齐下，腹痛腹泻。舌红苔黄，脉弦数。

（2）脾肾两虚：精神疲乏，肢体疲倦，萎靡不振，不思饮食，头晕不寐，心慌气促，腹痛腹泻，虚脱，卧床不起遗屎遗尿。舌淡，苔薄白，脉细弱。

（3）心肾不交：精神恍惚，烦躁不安，眠而易醒，头晕心悸，口淡乏味，不思饮食，四肢无力。舌红，舌体瘦小，苔黄，脉细数。

【穴位选配】 （图 9-3）

主穴：皮质下、神门、口。

配穴：肺、内鼻、内分泌、气管、胃、肝、肾上腺、交感。

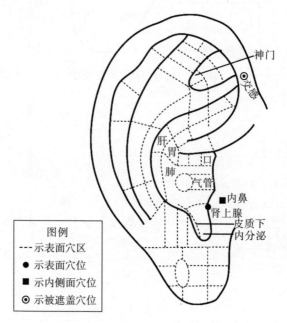

图 9-3 戒断综合征穴位图

【按压方法】 主穴全选，选配穴 2~3 个，戒烟加肺、内鼻、内分泌、气管；戒酒加胃、内分泌、肝、肾上腺；戒毒加内分泌、交感、肾上腺。

双耳交替使用，每间隔 2~3 天交换 1 次，坚持每天自行按压 3~4 次，每穴按压 1~3 分钟，发作时采用强刺激的对压手法，平时以出现酸胀感为宜。10 次为 1 个疗程，休息 5~7 天，继续下 1 个疗程。

爱心贴士

（1）耳穴贴完后一定要按压，按压的力度要根据患者病情、耐受情况等进行调整，不可损伤局部皮肤。

（2）运用本法戒烟，可嘱戒烟者在饭后或用脑工作中抽烟欲望最强时，自己按压已贴好的耳穴以加强刺激，使烟瘾消失。

（3）要严格消毒，以防感染。夏季可 1 天更换 1 次，避免穴位局部潮湿。

（4）耳压疗法治疗戒断综合征效果较好，对于自愿接受治疗者，大多可以达到预期的效果，但须坚持。

（5）本法对于烟龄较长、平时每日吸烟量较大，或因职业及环境造成吸烟习惯者效果较差；对于酒龄较长、饮酒量较大或因职业及环境造成饮酒习惯者，效果较差。

（6）运用本法戒毒时，应在治疗前详细了解患者吸毒的原因和方式，有的放矢地进行宣传教育和心理疏导。对于因病（如肿瘤、呼吸系统、消化系统疾病及各类神经痛）而吸毒者，要给予相应的治疗，以免出现意外伤亡事故；家庭及社会的配合是巩固疗效、断绝复吸的必不可少因素，应高度重视；对出现惊厥、虚脱等病情较重者，应及时采取静脉输液、支持疗法等综合治疗措施。